PAIS SEPARADOS,
FILHOS PREPARADOS

Cris Poli

pais separados, filhos preparados

Editora
Rosely M. Boschini

Assistente editorial
Rosângela Barbosa

Produção
Marcelo S. Almeida

Copidesque
Gilberto Cabeggi

Preparação
Maria Alayde Carvalho

Projeto gráfico e diagramação
Editora Gente

Capa
Syncromkt

Revisão
Adriana Cristina Bairrada

Foto de capa
Arnaldo Bento

Produtora
Sheila Rodrigues

Maquiador
Anderson Longo

Copyright © 2007 by Cris Poli
Todos os direitos desta edição
são reservados à Editora Gente.
Rua Pedro Soares de Almeida, 114
São Paulo, SP, CEP 05029-030
Tel.: (11) 3670-2500
Site: http://www.editoragente.com.br
E-mail: gente@editoragente.com.br

Dados Internacionais de Catalogação na Publicação (CIP)
(Câmara Brasileira do Livro, SP, Brasil)

Poli, Cris
  Pais separados, filhos preparados. / Cris Poli — São Paulo : Editora Gente, 2007.

  ISBN 978-85-7312-554-2

  1. Divórcio 2. Filhos de pais separados 3. Pais e filhos 4. Psicologia infantil 5. Separação (Psicologia) I. Título.

07-3848   CDD-155.44

Índices para catálogo sistemático:

1. Filhos de pais separados : Psicologia infantil 155.44

Dedicatória

Dedico este livro a todos os pais e as mães que me pediram para escrever sobre esse tema de "pais separados" na esperança de prestar alguma ajuda na educação de seus filhos, que, sem dúvida, são o presente mais precioso que vocês receberam da vida, pelos quais vale a pena qualquer esforço.

Deus os abençoe.

Com amor,
Cris Poli

Agradecimentos

Agradeço mais uma vez a todos os que têm me apoiado, alentado e colaborado na produção deste novo livro, a começar por minha família, que sempre está do meu lado.

Sumário

Introdução — 11

1. Como superar a separação — 15
2. Filhos felizes — 21
3. Os problemas mais comuns — 29
   - Filhos inseguros — 32
   - Filhos medrosos — 36
   - Filhos manhosos — 40
   - Filhos mimados — 43
   - Filhos autoritários — 46
   - Filhos agressivos — 49
   - O sentimento de abandono — 52
4. As dúvidas mais comuns dos pais — 57
   - É melhor continuar juntos? — 58
   - Antes, durante e depois da separação — 61
   - Eu não amo mais seu pai — 64
   - É melhor esperar? — 66
   - Não haverá reconciliação? — 71
   - A idade dos filhos — 72
   - A reação dos filhos — 73
   - Filhos indiferentes — 77

O que muda na escola?	79
Existem preconceitos?	82
Os pais se separam dos filhos?	84
Como ficam os avós?	86
Casa do papai ou casa da mamãe?	89
A distância que me separa de meus filhos	92
Como lidar com a culpa?	93
Como apresentar o novo cônjuge aos filhos?	99
5. A superação dos desafios	**109**
Erros que os pais podem cometer	109
Pais inseguros na hora de tomar decisões	112
Pais autoritários	113
Pais que se omitem por medo de errar	115
Pais que compensam a ausência com presentes	117
Pais que não conseguem impor limites aos filhos	119
Como evitar esses erros?	120
Como conquistar a aliança do ex-cônjuge na educação dos filhos?	123
6. Pense nisto	**131**
Os pais são para sempre	132
Pai e mãe são sagrados	134
A importância da família	138
Não se deixe manipular	143
Converse sempre com seus filhos	147
7. Podemos, sim, educar filhos felizes	**151**

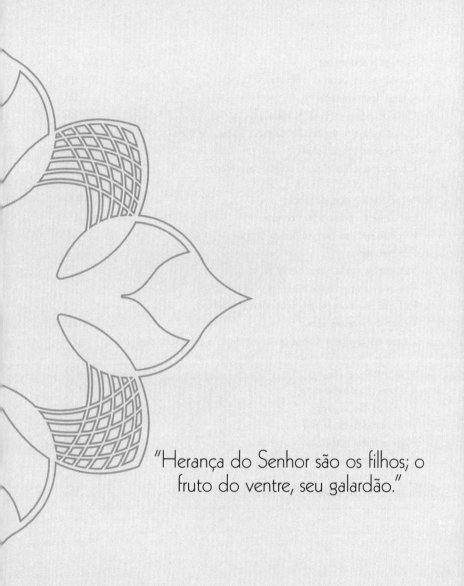

"Herança do Senhor são os filhos; o fruto do ventre, seu galardão."

Introdução

Os filhos são nosso maior tesouro. Toda a nossa vida se transforma quando essas pequenas criaturas pedem nossa atenção e passam a buscar abrigo sob nossos cuidados.

Quando lembramos que toda a sua educação e o rumo que tomarão na vida dependem essencialmente de nossa maneira de conduzi-los, percebemos que a responsabilidade é muito grande e somente com muito amor teremos as condições necessárias para cumprir nosso papel de pais.

Por isso mesmo, é muito difícil saber o que fazer para proteger os filhos no caso da separação do casal. O simples pensamento de que a vida deles será bastante afetada causa um calafrio nos pais que tomam a decisão de viver vidas separadas.

Em muitos casos, porém, chega um momento na vida do casal em que a união já não é possível. Por alguma razão que não se compreende nas circunstâncias, tudo fica tão difícil que se torna impraticável a tentativa de continuar juntos.

Quando a separação se impõe e se torna impossível manter o casamento, no primeiro momento tudo fica muito sofrido para ambos os parceiros. A dor causada por essa situação pode ser bastante difícil de superar, e levará tempo para que as coisas se acalmem, pois tudo depende da forma como os ex-parceiros encaram a separação. Como diz um amigo meu: "Quando a dor de ficar na situação é maior que a dor de ir embora, é hora de se separar".

É preciso um cuidado especial quando o casal tem filhos. A maneira como a separação pode afetar as crianças deve ser lembrada, pensada e minimizada pelos pais.

Nesse ponto, exatamente, é que surgem perguntas cruciais: "Quando a separação é inevitável, como cuidar dos filhos?" "Como ajudá-los a superar o divórcio dos pais?"

Tanto os pais separados quanto os casados passam, basicamente, pelas mesmas dificuldades com relação à educação dos filhos. Nos casos de separação, contudo, existe grande probabilidade de que essas dificuldades se apresentem de modo mais intenso e de que os filhos enfrentem mais de um problema ao mesmo tempo. Não podemos nos esquecer, é claro, do surgimento de outras questões exclusivas da situação causada pelo fim da união do casal. Como gosto de afirmar sempre, a criação de filhos propensos à felicidade, capazes de cuidar da própria vida, é uma arte, mas também é uma ciência que pode ser aprendida. Esse aprendizado tem uma necessidade especial no caso de filhos de pais separados não porque eles sejam diferentes das outras crianças, e sim porque estão vivendo uma condição particular em que os cuidados devem ser redobrados para que superem de modo sadio a separação dos pais.

Por isso, é importante que você conheça os passos necessários desse aprendizado para poder cuidar melhor do bem-estar e do desenvolvimento de suas crianças.

A maneira como os filhos poderão superar a separação dos pais e tornar-se adultos saudáveis e mais felizes depende essencialmente das atitudes dos próprios pais. Por isso, é muito importante lembrar que pais separados continuam sendo pais e, como sempre, precisam manter uma postura que dê às crianças uma estrutura de valores que as ampare e oriente.

O casamento pode terminar, mas a responsabilidade com relação aos filhos continua. E o amor que une pais e filhos precisa estar sempre acima das possíveis dificuldades trazidas por uma separação.

Com carinho,
Cris Poli

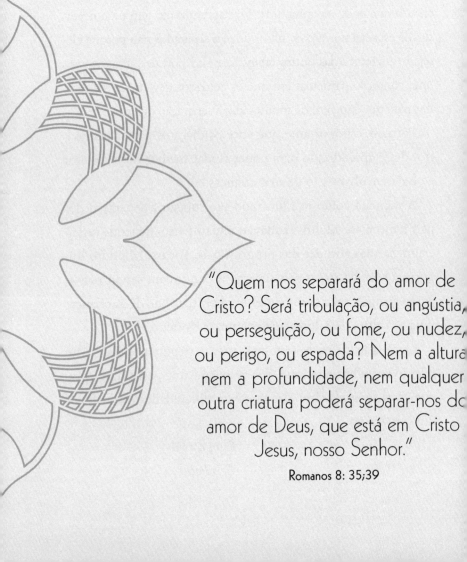

"Quem nos separará do amor de Cristo? Será tribulação, ou angústia, ou perseguição, ou fome, ou nudez, ou perigo, ou espada? Nem a altura nem a profundidade, nem qualquer outra criatura poderá separar-nos do amor de Deus, que está em Cristo Jesus, nosso Senhor."

Romanos 8: 35;39

1. Como superar a separação

A tarefa de ajudar os filhos a superar a separação, mais do que uma necessidade, é responsabilidade dos pais.

Quando o casal amadurece adequadamente a idéia da separação antes que ela ocorra de fato, a situação não se revela tão problemática nem traz sofrimentos exagerados.

Na grande maioria dos casos, porém, os casamentos se encerram sem que os parceiros estejam cientes da necessidade de cada um viver a própria vida nem dos possíveis benefícios trazidos pela separação. E isso, sim, causa mais dor e desgaste.

Se para os pais, adultos que conseguem compreender melhor as coisas, além de ter nas mãos a decisão final, o fato já é estressante e difícil de enfrentar, como fica a situação na cabeça dos filhos? Eles sentem o clima ruim da família, mas mal sabem o que se passa – e nem sempre têm maturidade para entender a decisão dos pais.

Toda separação envolve a idéia de abandono porque alguém – o pai ou a mãe – vai embora e os filhos se sentem rejeitados. Como não entendem a mensagem dos pais quando dizem que "não amam mais um ao outro", concluem que ambos também deixaram de amá-los.

Em maior ou menor grau, conforme a idade, a criança muitas vezes desenvolve também um sentimento de culpa pela separação do casal. No modo de ver dos filhos, ambos se separaram por culpa deles, porque deram trabalho demais, porque se comportaram mal, porque não obedeceram, enfim, porque fizeram ou deixaram de fazer uma série de coisas e, com isso, aborreceram os pais.

O modo como cada filho poderá ajustar-se à separação dos pais e superar esse fato ao longo da vida vai depender diretamente da forma como todos lidarem com a situação – antes, durante e depois do fim do casamento. Vai depender também, sobretudo, da qualidade do relacionamento que restar entre os pais, assim como entre eles e os filhos.

Não se exige que o casal separado mantenha a amizade – sabemos que, pelo menos nos primeiros tempos, isso é difícil, em especial se a decisão não for bem trabalhada e aceita por ambos.

Mas lembre-se sempre: a responsabilidade pelo bem-estar dos filhos continua sendo, agora com mais intensidade e urgência, dos pais. E dos dois: pai e mãe.

Em resumo, que conceito de família restará na cabeça de um filho de pais separados quando ele precisar de um referencial para construir uma vida conjugal na idade adulta? Como poderá dizer à pessoa amada "quero formar uma família com você" se o referencial que tem não lhe dá tranqüilidade?

Quer saber exatamente do que estou falando? Então, pense comigo: é claro que não podemos generalizar porque os seres humanos não reagem rigidamente dentro de determinados padrões, e cada caso é um caso, mas você já reparou que, cada vez mais, os filhos de pais separados também são malsucedidos no casamento? Como considera esse fato? Que sensação isso lhe provoca?

Nas palestras que dou, o que mais procuro esclarecer – e esse é o primeiro tema que abordo sempre – é o conceito de família. O que é uma família? Qual é a função de cada um de seus membros? O que é autoridade na família? Quem detém essa autoridade? Como ela é exercida? De quem é a voz de comando da casa? Quem tem a responsabilidade pelos filhos?

Sem a assimilação clara dos conceitos de família, fica difícil até mesmo começar uma conversa sobre a educação dos filhos. E, quando falamos de separação, muitos desses conceitos tendem a se perder.

É fundamental que os ex-parceiros respeitem um ao outro e se unam para ajudar os filhos a passar de modo saudável por essa experiência e a superá-la da maneira mais indolor possível. Quando os filhos conseguirem ver que papai e mamãe estão bem mesmo após a separação, serão capazes de assimilar todo o processo com muito mais rapidez e tranqüilidade.

Nas próximas páginas, você vai entender com mais profundidade a melhor maneira de ajudar seus filhos a superar a separação. Com consciência, amor e dedicação, verá ser possível que continuem emocionalmente saudáveis, aprendendo a enfrentar – ao lado dos pais – uma situação que envolve desafios muito fortes. E isso renovará as condições de uma vida adulta bem formada e feliz.

Minha dica: procure sempre tornar a separação o mais amigável possível, resolvendo os problemas com calma e bom senso. Essa é uma condição essencial para que você e seu ex-cônjuge possam cuidar direito de seus filhos.

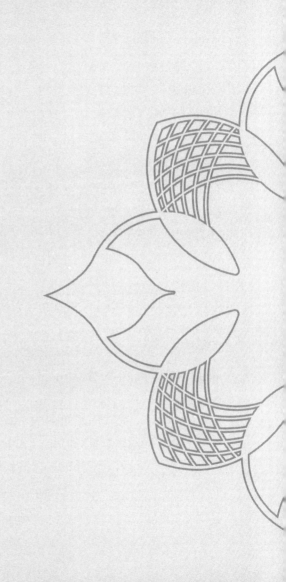

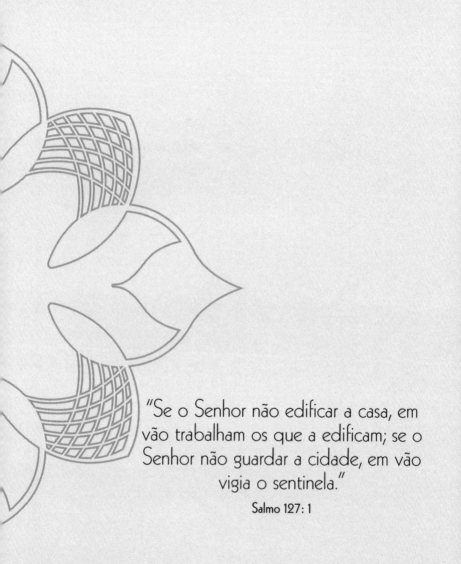

"Se o Senhor não edificar a casa, em vão trabalham os que a edificam; se o Senhor não guardar a cidade, em vão vigia o sentinela."

Salmo 127: 1

2. Filhos felizes

Para criar filhos felizes mesmo após o fim do casamento, é preciso que todos tenham consciência de que a separação se deu entre o pai e a mãe e não diz respeito às crianças.

Se há acordo entre os pais com relação à educação e ao bem-estar dos filhos, as dificuldades são superadas em conjunto e as crianças são poupadas de muito sofrimento.

Quando, porém, os pais continuam a se digladiar mesmo após a separação, os sinais de sofrimento dos filhos logo se manifestam, e eles não podem efetivamente fazer nada para mudar essa situação.

Um amigo meu separou-se da esposa quando o filho tinha 2 anos. O garoto, como era de esperar, não entendeu a separação dos pais. A mãe tampouco aceitou a situação, dificultando a convivência do filho com a família do pai, por isso a criança se retraiu e se tornou muito triste.

Somente aos 9 anos de idade o menino passou a ter uma vida mais alegre e sociável, convivendo com maior tranqüilidade com o pai, a mãe e os avós paternos. Mesmo assim, era possível notar seu olhar triste, além do fato evidente de que ele detestava despedir-se das pessoas.

Quando os avós o visitavam e chegava a hora de ir embora, o garoto procurava qualquer outra coisa para fazer por perto na tentativa de protelar ou evitar as despedidas. Sentia uma dificuldade enorme de se afastar das pessoas queridas porque pensava sempre que elas também não voltariam mais, assim como seu pai um dia saiu para morar em outro lugar e nunca voltou para casa.

Nesse caso, devido à ausência de entendimento entre os pais do garoto, a separação significou também o afastamento dos avós paternos e de outros familiares, até mesmo do próprio pai. Tudo isso deixou marcas profundas em seu modo de ser e de se comportar.

Por isso, a situação de separação dos pais deve ser muito bem trabalhada junto aos filhos. É preciso haver diálogo constante com as crianças – nos períodos imediatamente anteriores à separação, durante e após a consumação do processo. Os filhos têm o direito de participar desse processo e não devem ser excluídos dele. Afinal, é a vida de todos que está para ser decidida.

Os pais precisam conversar com os filhos e explicar os motivos da separação, usando um nível de comunicação compatível com a idade deles. Esse é um momento muito delicado na vida da família, em que deve ficar claro para as crianças que os pais não vão separar-se por culpa delas, e sim por dificuldades de relacionamento do próprio casal.

Quando conversar com seus filhos sobre esse assunto, porém, evite frases do tipo: "Nós não estamos nos separando por causa de vocês". Como a palavra *não* nem sempre é compreendida claramente pelas crianças, esse tipo de explicação pode reforçar ou até mesmo insinuar na mente ainda imatura delas a idéia de culpa.

Essas conversas com os filhos precisam ser muito claras e ter o propósito de informá-los corretamente da situação de modo que os proteja tanto quanto possível. É preciso, acima de tudo, muito amor e sabedoria para acompanhar e apoiar as crianças nesses momentos difíceis para todos.

Uma coisa é essencial: quando se trata do bem-estar e do futuro dos filhos, é preciso que haja acordo no casal – mesmo que tudo mais no casamento tenha desabado.

Quando os pais aceitam a separação como a melhor alternativa para a família, tudo fica mais fácil. Nos casos, contudo, em que o casal não trabalha bem a decisão e, em conseqüência, um dos parceiros não a recebe com a devida maturidade, a situação se complica. Nessas circunstâncias, a separação, acompanhada de todos os conflitos conjugais que a causaram, deixa os pais em tal estado de perturbação que se torna difícil pensar, ou pelo menos reparar, no que está acontecendo com os filhos.

Mas é preciso deixar a própria dor de lado e lembrar que as crianças não têm mais ninguém com quem contar nesses momentos de sofrimento porque as pessoas que mais amam e em quem mais confiam estão em pé de guerra, prestes a romper sua união.

Deve-se ter em mente que os filhos não pediram para estar no meio dessa divisão da família, não têm culpa do que está ocorrendo e, quase sempre, são as maiores vítimas – totalmente indefesas – da situação.

Assim, é fundamental que se tenha muita paciência e boa vontade com essas crianças e também muito cuidado com o que se diz a elas.

Converse muito com seus filhos, comente tudo o que é importante com relação ao modo como eles vêem as coisas, pois é necessário ouvi-los, deixar que se expressem, que falem de seus sentimentos e desabafem suas emoções. É indispensável permitir que chorem, gritem, esbravejem e mostrem livremente que estão tristes e com raiva. Encoraje e aceite a expressão de seus sentimentos reais diante da separação.

Apenas se derem aos filhos permissão para expressar-se verdadeiramente os pais poderão saber de fato como lidar melhor com a situação. Dessa maneira, ajudarão as crianças a evitar o acúmulo de emoções negativas – o que acabaria por manifestar-se de alguma forma bem mais prejudicial em outro momento de sua vida.

A amizade pode e deve ser cultivada pelos ex-companheiros em nome do bem-estar das crianças. Afinal, se já houve amor entre eles, não será impossível a manutenção da amizade, sobretudo quando existem elos tão bonitos e importantes quanto os filhos.

A amizade não deixa de ser um tipo de amor. Apenas não é amor-paixão, mas envolve respeito, atenção e cuidados de um para com o outro – mesmo após a separação.

Minha dica: jamais exclua seus filhos do processo de separação. Converse com eles e permita que participem dos acontecimentos. Afinal, a vida deles também está sendo decidida.

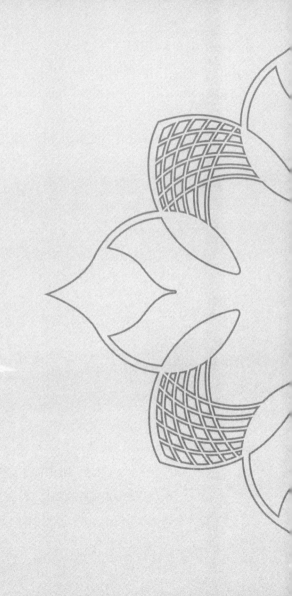

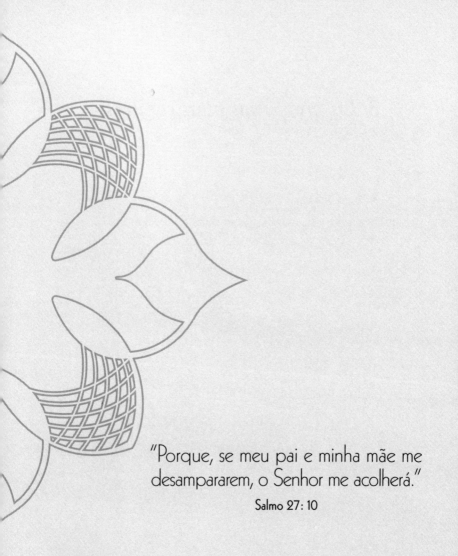

"Porque, se meu pai e minha mãe me desampararem, o Senhor me acolherá."
Salmo 27: 10

3. Os problemas mais comuns

Muitas vezes recebo *e-mails* de pessoas que dizem estar separadas e perguntam se isso pode prejudicar seus filhos.

Minha resposta é: o pior já aconteceu antes mesmo da separação. Quando duas pessoas vivem juntas sem amor, quando o diálogo deixa de existir ou as conversas ficam vazias e as brigas se tornam cada vez mais constantes, resta na mente dos filhos a idéia de que o casamento é muito chato.

Quando o casal permite que as coisas cheguem a esse ponto, o estrago todo já está feito e a decisão pela separação passa a ser uma alternativa positiva. Mas isso também vai afetar os filhos. Não há como evitá-lo.

É preciso tentar minimizar os efeitos negativos dessa situação na formação e no bem-estar das crianças.

Não há como dizer: "Olhe, você pode se separar numa boa porque seu filho não vai sofrer". Ele talvez sofra mais ou talvez sofra menos, mas haverá sofrimento sempre. É impossível evitar isso.

É exatamente nesse ponto que os pais falham depois de optar pela separação. Eles simplesmente não conseguem ajudar os filhos a passar sem traumas pela situação. Se houver dois ou três filhos, então, tudo ficará mais sério, pois muitas crianças vão sofrer ao mesmo tempo e no mesmo lugar – sem que os pais saibam o que fazer.

De um casamento desfeito que deixa os filhos envolvidos em um ambiente de separação e os pais despreparados para lidar com a situação e cuidar devidamente deles durante o processo, surgem muitos problemas para os pequenos.

Quando o pai vai embora, por exemplo, a criança conclui que ele deixou de amá-la, assim como deixou de amar a mãe. Isso causa mudanças profundas em seu comportamento.

As atitudes da criança são diretamente influenciadas pelo modo como os pais conduzem a separação e pela convivência posterior com eles. Esses fatores podem alterar bastante a maneira como a criança passa a ver a si mesma e ao mundo em redor.

Em alguns casos, para aliviar a culpa que sente pela separação, o filho quer agradar sempre, fazendo tudo o que os pais pedem ou até mesmo o que imagina que desejam. Acaba, assim, tendo medo de errar e cresce com uma autocrítica exagerada, que afeta negativamente a formação de sua personalidade.

Com o passar do tempo, os filhos de pais separados podem tornar-se ansiosos, sentir dificuldade de manter relacionamentos amorosos e até mesmo amizades e viver com medo de ser abandonados, traídos ou magoados. A lembrança da dor experimentada na época da separação dos pais e da visão da desestruturação de sua família faz com que acreditem menos nos relacionamentos e nas pessoas, e isso dificulta os envolvimentos afetivos mais profundos.

Os problemas que cito aqui não representam, em princípio, novidades nas famílias, tampouco são exclusivos de pais separados. Mesmo nos casos de pais que vivem juntos, eles ocorrem com maior ou menor intensidade. Com a separação, porém, os problemas se tornam ainda mais delicados.

Por tudo isso, é muito importante conhecer bem as prováveis conseqüências da separação dos casais no comportamento dos filhos e aprender a lidar com elas.

Filhos inseguros

É bastante comum que filhos de pais separados se mostrem muito descrentes dos relacionamentos em que se envolvem.

Essas crianças costumam pensar que, se o próprio pai foi embora de casa, pouco podem esperar dos amigos, da avó ou da tia. Em sua cabeça isso tudo se mistura, e elas se tornam inseguras.

Crianças inseguras não conseguem tomar decisões e sempre precisam consultar alguém para saber o que fazer. Vacilam na hora de escolher as coisas mais simples, como a cor da roupa a usar, o que devem beber ou comer e assim por diante. Poderão, na idade adulta, ter sérias complicações nos momentos em que for preciso tomar decisões com relação aos estudos, ao trabalho, aos relacionamentos e à própria vida.

Toda a incerteza existente entre o pai e a mãe com respeito ao próprio casamento impede os filhos de saber até mesmo o que pode acontecer com sua família. Afinal, se o pai e a mãe, as pessoas em que mais confiam e estão mais próximas, querem separar-se e abrir mão deles – porque sabem que acabarão por ficar somente com um dos dois –, a sensação de abandono toma conta de seu coração. Isso cria em sua personalidade muitas características de insegurança.

Conheço uma família de pais separados cujo pai mora sozinho no exterior. São três filhos: um menino de 7 anos e duas gêmeas de 3 anos.

As meninas não falam de maneira inteligível. Apenas se comunicam entre si com uma linguagem que só elas entendem. Além disso, são pouco carinhosas, o que torna bem difícil estabelecer contato com elas através do toque – e isso numa idade em que o toque físico é muito importante para a criança.

O menino se refugia no computador e faz dele seu mundo particular – e assim canaliza toda a raiva que sente pela separação dos pais, pois escolhe sempre jogos que envolvem violência. Passa horas a fio diante da máquina, distraído com esse tipo de diversão. Vive isolado de tudo, e até para comer é necessário levar a refeição até ele, caso contrário não se alimenta. Se alguém o tira do computador, ele agride quem estiver por perto. Além disso, é um garoto que não emite opinião sobre nada, totalmente alienado das coisas que o cercam.

Tanto no caso das meninas quanto no do menino, é a insegurança que os impede de se expor. Eles têm medo de se envolver com as pessoas e de sofrer nova decepção, como aconteceu com relação aos pais.

No caso do menino, orientei a mãe a reduzir o uso do computador, limitando-o apenas a dois curtos períodos, pela manhã e à tarde. Criamos, no resto do tempo, atividades para ele na companhia das irmãs e da mãe. Isso o ajudou a usar sua energia de modo diferente e a aliviar a raiva que guardava dentro de si.

Uma séria dificuldade que os meninos têm quando o pai sai de casa é a falta do referencial masculino. Existe, por isso, a necessidade da presença do pai na vida da criança mesmo que o casal se separe.

Como no caso mencionado o pai estava no exterior, combinei com o avô paterno para que freqüentasse a casa e brincasse com o garoto – brincadeiras masculinas, como futebol, empinar pipa, carrinho de rolimã e outras coisas pelas quais a mãe e as irmãs não se interessavam. A presença constante do avô foi muito positiva porque um tem paixão pelo outro, e o garoto melhorou de modo impressionante.

No caso das meninas, buscamos a ajuda de uma fisioterapeuta para ensinar a mãe a fazer massagens de relaxamento e despertar sua permissão ao toque. Como em geral elas dormiam muito agitadas e sempre acordavam no meio da noite, orientei a mãe para fazer massagens noturnas. Ambas começaram a dormir melhor e a apreciar a sensação do toque da mãe. Aos poucos, as gêmeas se descontraíram e passaram a interagir mais com as outras pessoas.

As crianças são como pára-raios. Captam e sentem tudo o que acontece na casa. Percebem e se afligem, portanto, com o que ocorre no lar e ficam temerosas e inseguras. Essa insegurança é, em geral, reforçada pela instabilidade que a falta do pai, ou da mãe, causa no dia-a-dia da família.

Isso não quer dizer que as crianças cujos pais não estão separados não se tornem inseguras também. Mas é nos casos de separação que, quase sempre, a insegurança se manifesta de modo mais forte e evidente.

É, porém, importante frisar que, se os pais se separarem mas constituírem novos lares felizes, a criança, observando essa situação, entenderá ser possível a existência de bons relacionamentos na família mesmo após a separação. Isso diminuirá sensivelmente sua insegurança.

Filhos medrosos

A criança muitas vezes apresenta personalidade frágil e medrosa, que talvez tenha raízes no receio de ser abandonada pelos pais.

A separação do casal pode acentuar esse comportamento dos filhos, embora nem sempre seja sua causa principal.

Poucos casais percebem, no entanto, que antes mesmo da separação oficial talvez já existisse em sua casa uma barreira entre eles e os filhos. Em outras palavras, se o pai estava ausente da vida dos filhos antes de sair de casa, não participava de nada nem conversava com eles, já havia uma espécie de separação que só não era notada porque todos ainda moravam sob o mesmo teto.

Em contrapartida, o pai que ama o filho continua presente mesmo após a separação, sempre conversa com ele por telefone, vai à escola para acompanhá-lo e para cuidar de seus interesses e está constantemente junto dele para que não se sinta abandonado.

Há casos de separação, porém, que ocasionassem às crianças medo de ficar ou de dormir sozinhas porque não conseguiram assimilar a nova situação da família e guardam a idéia de que o pai foi embora e as abandonou – o que provoca o temor de que a mãe faça o mesmo a qualquer momento. Por isso, exigem sempre a presença dela ou de outro adulto que mereça sua confiança.

Na confusão que se instala nos pensamentos da criança sempre pairam perguntas como: "E se eu dormir e minha mãe for embora sem que eu perceba?" ou "E se me distrair e mamãe sumir sem que eu veja?". Essa criança fica, então, com medo de dormir sozinha e até de que a mãe se afaste do alcance de seus olhos. Assim se forma uma personalidade medrosa, que provoca na criança o receio de tudo.

Em uma família que conheci, o menino de 2 anos tinha medo porque a mãe trabalhava durante longas horas, muitas vezes até tarde da noite. Nessa idade, a criança não tem como entender a necessidade da ausência tão prolongada da mãe. Assim, cada vez que ela saía para trabalhar, o garoto fazia um escândalo e chorava muito.

Ele ficava com a avó, em casa, mas mesmo assim não se acostumava com a ausência da mãe. Era muito claro, pela situação que se apresentava, que a criança tinha muito medo de que a mãe não voltasse mais quando saía de casa.

Adotei com ele um método muito simples que chamo de "vai-e-volta". Peguei uma bola e, com o garoto, eu a jogava contra a parede. A bola batia na parede e voltava.

Ficamos brincando assim, e eu repetia: "Está vendo a bola? Ela vai, mas volta". Depois que brincamos bastante, sentei-me com o menino e com a mãe, e ela disse várias vezes: "Eu vou trabalhar, mas volto, exatamente como acontece com a bola". A criança se acalmou com essa explicação e parou de chorar quando a mãe saía de casa.

Foi preciso fazer alguma coisa para que o garoto visse a situação de modo concreto. Essa é a importância de sempre ilustrar as circunstâncias vivenciadas na linguagem da criança, permitindo assim maior aproximação entre pais e filhos. Caso contrário, para o menino em questão, por exemplo, continuaria muito abstrata a idéia de que a mãe sempre voltaria quando saísse de casa.

Esse exemplo esclarece bem a necessidade constante de diálogo entre pais e filhos. Por isso é tão importante haver sempre muita disposição para conversar e muita paciência ao lidar com a criança no momento da separação.

Podemos dar o mesmo enfoque ao caso da criança que sente medo de dormir sozinha após a separação dos pais. É preciso ficar ao lado dela até dormir, dizendo-lhe coisas como: "Eu não vou embora até você pegar no sono e depois ficarei aqui, no quarto ao lado, se precisar de mim".

Caso a criança acorde no meio da noite, será preciso estar lá para lhe mostrar que você realmente cuida dela e ficará à disposição na hora em que procurar ajuda. Aos poucos, ela se acostumará com essa idéia, vai acalmar-se e perder o medo de dormir sozinha.

Assim, você deve tornar concreto o que é abstrato para a criança. E, no caso de filhos medrosos, o diálogo e a atenção dos pais ainda representam a melhor solução. É preciso esclarecer devidamente os fatos dentro do nível de compreensão da criança.

A criança precisa "ver" o que você diz para compreender e aprender a lidar com a nova situação de modo prático e confiante.

É de enorme importância também o fato de fazer o que se diz. A criança adquire confiança quando aquilo que os pais afirmam se comprova na prática. A verdade é sempre a melhor opção.

Outro aspecto que requer cuidado especial é o que se diz sobre os programas a que a criança assiste na televisão. Cenas assustadoras podem ter ainda maior influência sobre ela se os pais reforçarem as idéias e imagens negativas ali contidas.

Os filhos, sem dúvida alguma, fazem muitas e muitas perguntas que devem ser respondidas da forma mais verdadeira possível, já que eles sempre confrontam as respostas com os acontecimentos diários. Dessa maneira, é possível afastar o medo e deixá-los mais tranqüilos.

Filhos manhosos

A criança começa a fazer manha porque não sabe expressar suas emoções. Assim, chora e grita, pois não consegue demonstrar o que sente com a separação dos pais e, pior ainda, não obtém a atenção necessária para acalmar-se.

As crianças manhosas usam esse artifício para chamar a atenção dos pais e talvez até como compensação pelo abandono em que se encontram.

Por outro lado, a separação quase sempre gera certa culpa nos pais quando vêem as conseqüências de sua decisão no comportamento e no sofrimento dos filhos. Por isso, diante das manhas das crianças, eles abrem mão de uma série de restrições necessárias à sua educação na tentativa de fazê-las, dessa forma, menos infelizes. Tentam compensá-las de algum modo até que parem de chorar. É assim que elas se habituam a pedir tudo o que querem com lágrimas e gritos: porque sabem que serão atendidas.

Filhos de pais separados passam com freqüência por esse processo. Devido ao sentimento de abandono que experimentam e por não conseguir expressar de outra maneira aquilo que realmente sentem, tornam-se manhosos e chorões.

Quando o pai ou a mãe atende a esse tipo de manipulação, o fato se incorpora na personalidade da criança e, à medida que ela cresce, continua tentando manipular as pessoas, de alguma forma, sempre para conseguir o que deseja. Muitas vezes, à medida que fica mais velha, deixa de lado o hábito de choramingar e passa a exigir as coisas, tornando-se então autoritária.

Em uma família que acompanhei, havia um menino de 1 ano e 7 meses. A mãe trabalhava num hospital, no período noturno, dia sim, dia não. A criança entrava em pânico cada vez que ela saía para trabalhar. Não entendia o motivo da ausência da mãe durante a noite e choramingava constantemente. Pedia tudo com aquele chorinho enjoado, como se sentisse dor. Podia pedir qualquer coisa, a mamadeira, a chupeta ou um brinquedo, mas era sempre do mesmo jeito: choramingando e fazendo manha.

Quando a mãe estava em casa, como não queria ter problemas com o filho, concordava com todas as manhas dele e as atendia. Como se não bastasse, havia também uma menina de 3 anos, que descobriu com o irmão menor esse mesmo recurso da manha para conseguir o que queria. E os dois ficavam assim, o tempo todo, chorando e competindo pela atenção da mãe.

Orientei-a dizendo que precisava perceber que sempre que as crianças queriam alguma coisa choravam para consegui-la. Ela precisava ser mais forte para não ceder. Essa era a única forma de romper esse vício de comportamento.

Na primeira ocasião em que as crianças começaram a fazer manha, a mãe permaneceu firme e não cedeu. Elas gritaram, choraram, espernearam, mas finalmente se aquietaram. Daquele dia em diante, entenderam que havia outras formas mais sadias de pedir o que desejavam.

Deixei bem claro para a mãe, no entanto, que ela própria era responsável por aquele comportamento dos filhos. Disse-lhe que havia acostumado as crianças de modo errado. É preciso ter essa consciência para não incorrer de novo no mesmo erro.

No caso de filhos manhosos, assim como na maioria das questões de comportamento inadequado, os principais responsáveis são os próprios pais. São eles que estimulam esse comportamento, são eles que o alimentam e serão eles, ainda, que deverão dar fim a essa situação, quer vivam juntos, quer não. Quando os pais estão separados, porém, os problemas se tornam mais intensos e evidentes, e sua solução exige maior empenho.

Filhos mimados

Na grande maioria das vezes, os pais separados costumam mimar os filhos.

Ao perceber quanto a separação afeta as crianças e por sentir-se culpados disso, querem proporcionar a elas algum tipo de compensação e acabam por mimá-las demais.

Crianças mimadas não aceitam "não" como resposta a suas solicitações, ou melhor, a suas exigências. Querem ser atendidas a qualquer custo e acham que esse é o melhor caminho porque os pais sempre cedem diante de sua atitude. Mas estão apenas iludidas, ou seja, tentam preencher suas necessidades afetivas e emocionais com coisas que não as satisfazem de verdade.

Para suprir uma necessidade emotiva dos filhos, os pais tentam, de modo geral, agradá-los com carinhos e presentes na esperança de que assim a situação se amenize, mas isso é totalmente enganoso.

A criança aproveita a insegurança dos pais e passa a pedir tudo o que deseja e até mesmo o que não lhe interessa somente para, ao ser atendida, sentir-se importante ou compensar certo vazio interior que a separação dos pais deixou.

Essa se tornará uma situação sem fim se os pais não tomarem uma atitude diferente. É preciso que imponham limites a essa manha dos filhos, a esse mimo extremado, usando adequadamente a palavra "não". Mas esse "não" deve ser verdadeiro, isto é, sustentado sem hesitação. Caso contrário, se a criança conseguir uma coisa, logo vai desejar outra e depois outra – e assim por diante, sempre manipulando os pais sem conhecer limites.

Adriano tem apenas os fins de semana para conviver com o filho. Nos demais dias, o garoto fica com a mãe. Assim, quando está com ele, naqueles momentos limitados e preciosos, Adriano quer agradá-lo e faz tudo o que o filho deseja. Atende a todos os pedidos do menino sem questionar nem ponderar sobre as conseqüências de seu modo irresponsável de agir.

É importante que o pai, sobretudo quando não mora mais com o filho, diga-lhe sempre que o ama, esteja presente com freqüência, não o abandone, passe o maior tempo possível com ele e esteja à disposição sempre que for preciso.

Essas são atitudes que tocam muito mais profundamente os sentimentos da criança e chegam à raiz de qualquer problema de relacionamento existente. São gestos infinitamente melhores do que o excesso de presentes e de condescendência, que serve apenas para aliviar a culpa e o descontentamento causados pela separação.

É preciso dar qualidade ao tempo que os pais passam com os filhos. Quando você sai com a criança, o melhor é fazer um programa legal com ela – jogar bola, ir ao zoológico, ao cinema, enfim, manter um relacionamento de boa qualidade. Isso é muito mais saudável e sempre traz melhores resultados.

Imagine um adulto mimado: é terrível suportá-lo e conviver com ele. Mas, se desde criança ele se acostumou com o fato de que a mãe e o pai faziam todas as suas vontades, inevitavelmente se transformou em um adulto mimado. Na vida real, porém, vai sofrer muito – na escola, no trabalho, nos relacionamentos amorosos, nas amizades. Será isso que pais e mães desejam para seus filhos?

É importante bater um papo com o filho, sair para comer alguma coisa e conversar com ele, contar-lhe sobre você e aprender a ouvi-lo, mantendo uma cumplicidade de amigos. A abertura de um bom canal de comunicação com seu filho e o interesse sincero por tudo o que sente são fundamentais para a saúde mental dele, além de evitar muitas tentativas de manipulação de ambas as partes.

Filhos autoritários

As crianças desse tipo costumam exigir tudo o que querem com gritos e agressões.

Esse é um comportamento diretamente ligado ao da criança manhosa. Quando mimado, o filho manhoso se torna autoritário. Passa então a exigir tudo, dando ordens e impondo suas vontades: "Eu quero e quero já!".

De qualquer modo, isso tem relação com a educação recebida dos pais. Se você tratar seu filho com respeito e gentileza, isso ensinará a ele como deve tratar os demais. Se, por outro lado, você gritar com ele e agredi-lo, ele aprenderá que as coisas só funcionam assim.

Apenas exercendo sua autoridade autêntica e dando bons exemplos a seus filhos você obterá resultados positivos com relação ao comportamento deles.

Os pais costumam, contudo, abrir mão da própria autoridade, conferindo-a aos filhos. Assim, tornam-se vítimas da própria negligência.

Como já comentamos, é preciso aprender a dizer "não" aos filhos quando isso se fizer necessário. Os pais devem assumir a autoridade que têm sobre eles. É indispensável fazer valer a condição de pai ou mãe para limitar a ação dos filhos.

Muitos adolescentes, hoje em dia, reclamam do fato de que os pais não lhes impuseram limites suficientes, pois agora não sabem lidar com sua liberdade extremada.

Com regras e rotinas estabelecidas pelos pais e bem explicadas aos filhos, fica mais simples o exercício da autoridade – sem estresse e sem conflitos. Dessa forma, abre-se espaço para a negociação saudável e madura entre pais e filhos, o que leva as crianças a aprender a lidar melhor com a própria vida.

Uma amiga minha, mãe solteira, tem gêmeos, um menino e uma menina de 7 anos. Ela conversa muito com os filhos e todos têm regras claras na casa, por isso ficou estabelecido que durante a semana não haveria lanches, e sim refeições mais completas. Apenas nos sábados e domingos o fast-food *seria liberado.*

Um dia, a filha lhe disse: "Mãe, vamos combinar uma coisa diferente? Três dias da semana a gente come comida e dois dias a gente come pizza. O que você acha?"

O importante nesse caso é perceber como as regras facilitam as coisas. Em vez de bater o pé e fazer birra porque queria comer pizza, a menina simplesmente estabeleceu um diálogo com a mãe para negociar a mudança das regras. Essa é uma atitude muito saudável que conduz a soluções bastante gratificantes e satisfatórias para todas as partes. Graças ao diálogo, cada um cede um pouco e se chega a um acordo, evitando-se excesso de manha, de mimo e de autoritarismo, além de muito estresse.

Em qualquer situação, mas especialmente no caso de casais separados, é importante deixar claro para os filhos que os pais ainda são a autoridade da família. Para isso, como sempre, a melhor solução é criar regras e rotinas que sejam devidamente estabelecidas para todos.

Além disso, uma condição bem definida na família, que ajude o estabelecimento da autoridade dos pais, também facilita o uso adequado dessa autoridade. Isso é muito bom porque evita que se decida tudo com base nas circunstâncias. Em outras palavras, se não houvesse regras, você poderia ser mais maleável ou mais duro com relação aos pedidos de seus filhos – conforme sua disposição e seu humor no momento.

O melhor de tudo isso: a criança que adota esse tipo de comportamento acrescenta-o à formação de sua personalidade e no futuro, na idade adulta, terá muito maior facilidade de negociar os mais diversos interesses e assuntos.

Filhos agressivos

Quando contrariada, a criança bate, chuta e morde. A agressividade é, antes de tudo, um pedido de socorro para sua fragilidade e sua impotência diante da separação dos pais.

Uma vez, no entanto, que essa separação não depende da vontade dos filhos, é necessário ajudá-los a canalizar sua energia para outras coisas de modo que se acalmem e possam expressar-se de maneira mais adequada e saudável.

Para evitar a agressividade, uma excelente idéia é o estímulo à prática de esportes. Além disso, é importante incentivar e promover o diálogo com as crianças e manter, tanto quanto possível, a presença – física ou não – de ambos os pais em seu dia-a-dia.

Em uma família que conheço, o menino era extremamente agressivo, além de manhoso e autoritário. O pai viajava com freqüência, e o garoto sentia muita falta dele, transformando esse sentimento em agressividade contra a mãe e as duas irmãs.

Demos a ele um joão-bobo e uma pequena bola de treino de boxe, com duas luvas, e o estimulamos a brincar. Assim, o garoto passou a usar sua energia de modo diferente.

Ao mesmo tempo, solicitamos também ao pai que ficasse mais tempo com o filho e lhe desse mais atenção, conversando muito com ele.

Como resultado da presença mais constante do pai e das conversas que mantinha com o filho e graças à canalização da energia acumulada para as novas brincadeiras, em pouco tempo o garoto se acalmou completamente. Abandonou a agressividade e passou a se relacionar de modo mais carinhoso com a mãe e as irmãs.

Nos casos de filhos agressivos, o ideal é incentivá-los a praticar esportes, como natação, vôlei ou futebol, porque, além do cansaço natural e benéfico causado pelo exercício, eles ainda poderão descarregar toda a energia acumulada pela frustração resultante da separação dos pais. Se a criança morar com a mãe, será ainda melhor que o pai a acompanhe nessas atividades para evitar o sentimento de abandono.

Filho agressivo por causa de um casamento desfeito é filho carente que tem, além de tudo, dificuldade de expressão. Bastará apenas um pouco mais de compreensão e empenho dos pais para torná-lo mais calmo e mais feliz.

O sentimento de abandono

É preciso entender, em primeiro lugar, como o final do casamento dos pais afeta o comportamento e os sentimentos dos filhos para em seguida saber como ajudá-los a superar a sensação de desamparo que quase sempre os envolve nessa circunstância.

Quase todos os problemas que os filhos apresentam em situações desse tipo têm origem na sensação de abandono que experimentam com relação ao genitor – pai ou mãe – que sai de casa e vai morar em outro lugar.

Esse sentimento de abandono é freqüentemente acentuado pela inabilidade de quem fica com a guarda dos filhos para lidar com eles e com o ex-cônjuge em condições tão delicadas.

É nesse ponto que surgem dúvidas do tipo: "Como será a vida de meu filho agora?", "Como mostrar a meus filhos que me separei da mãe deles, e não deles?", "Como impor limites às crianças se só poderei vê-las nos fins de semana?", "Como manter um relacionamento melhor com minha ex-esposa, pelo bem de nossos filhos, se mal conseguimos nos olhar sem nos agredir?", entre tantas outras.

Por menos evidente que possa parecer, nos momentos de intensa crise conjugal os pais se separam, mas continuam preocupados com os filhos. Em outras palavras, continuam sendo pais – e em muitos casos bem mais conscientes da presença dos filhos em sua vida do que na época em que estavam casados e viviam constantes conflitos.

É exatamente nesse contexto que surge, mais forte, a pergunta: "Como fazer para criar nossos filhos agora que estamos separados?".

Eis uma das coisas que sempre friso quando o assunto gira em torno de pais separados: o mais importante, em princípio, é a consciência de que os filhos continuam sendo filhos dos dois. Por isso, muitas decisões relativas ao bem-estar deles precisam ser tomadas em conjunto – pelo pai e pela mãe.

Sei bem que é difícil, que em muitos casos a separação se complica, mas é preciso haver boa vontade e disposição de ambas as partes para encaminhar os filhos da melhor maneira possível.

A tarefa de ajudar os filhos a superar a separação do casal exige consciência, responsabilidade e boa vontade. Envolve, além disso, muita conversa – não só entre os pais e as crianças como também entre os ex-cônjuges –, muito amor e a determinação de limites claros para que os filhos cresçam de maneira saudável. Uma situação de "pais separados" não deve jamais transformar-se na condição de "filhos abandonados".

Minha dica: faça com que seus filhos se sintam protegidos e amados. Além disso, tenha boa vontade e permaneça ao lado de seu ex-cônjuge para que ambos trabalhem em conjunto quando o assunto for o bem-estar das crianças.

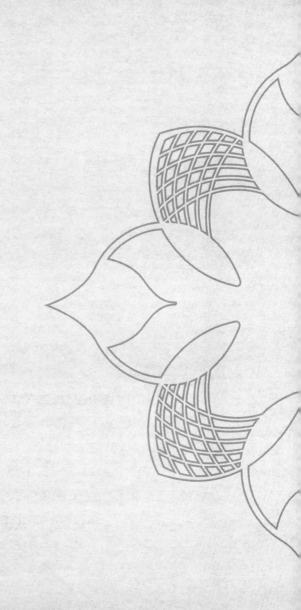

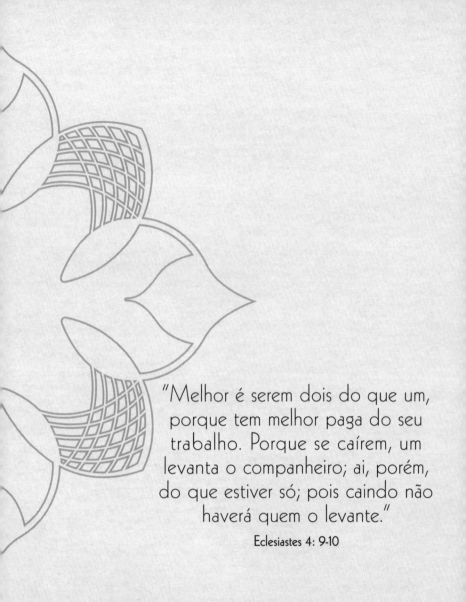

"Melhor é serem dois do que um, porque tem melhor paga do seu trabalho. Porque se caírem, um levanta o companheiro; ai, porém, do que estiver só; pois caindo não haverá quem o levante."

Eclesiastes 4: 9-10

4. As dúvidas mais comuns dos pais

Uma separação pode tornar-se amigável depois de consumada e devidamente trabalhada pelos dois ex-parceiros.

Mas, nos momentos que antecedem a separação e durante todo o processo, a situação pode ficar muito tensa. O período que se segue também não costuma ser ameno.

Seria ótimo se os pais trabalhassem bem a situação antes mesmo da separação, pois, para os filhos, é muito mais fácil aceitá-la a partir do momento em que os próprios pais a assumem.

Em alguns casos, porém, os casais levam a tensão a tais extremos que prejudicam muito a si mesmos e aos filhos.

É então que surgem as maiores dúvidas sobre o que devem ou não fazer com relação aos filhos. Se a tarefa de educá-los enquanto o casamento existia já era difícil, o que dizer agora que estão separados? Acompanhe, em seguida, algumas perguntas que freqüentemente ouço dos pais:

É melhor continuar juntos?

Para os filhos, é melhor que os pais vivam juntos, embora entre brigas freqüentes, ou separados de uma vez?

Acredito muito que a melhor opção, nesse caso, ainda seja a separação – de preferência com o entendimento dos ex-cônjuges em relação aos cuidados com os filhos. Isso porque as brigas constantes dos pais traumatizam as crianças.

Toda separação é difícil e muitas vezes se torna traumática. Mas, quando necessária, é válida. Se a situação do casal for insustentável, o fim da união é uma solução possível. É melhor que os filhos convivam com pais separados, que se relacionam de modo amigável, sem brigas nem agressões no dia-a-dia.

Pais que moram juntos, mas não estão de fato juntos, que divergem em tudo, nunca entram em acordo sobre coisa alguma, não se entendem e brigam constantemente: tornam o ambiente péssimo para a criação de filhos – e também mostram indícios certos de que a separação do casal já ocorreu, embora ambos apenas continuem sob o mesmo teto.

Opiniões e pontos de vista diferentes entre marido e mulher não constituem problema e em muitos casos são até saudáveis. A questão começa quando não há disposição para resolver as diferenças. A dificuldade se instala quando a postura de cada um se torna radical e dificulta o entendimento do casal.

Quando opiniões divergentes provocam brigas, acusações e mágoas profundas, isso é sinal de que temos um problema que, embora pareça existir apenas entre os parceiros, causa impressões dolorosas e negativas também nos filhos.

É preciso lembrar que esses filhos convivem, debaixo do mesmo teto, com pais "encrencados" e acabarão por perceber tudo o que se passa na casa – mesmo que nada seja dito diretamente.

Uma das famílias que orientei me impressionou bastante apesar de estar habituada a lidar com casos desse tipo. Os pais discordavam sempre, discutiam e brigavam na frente de todos sem nenhum controle, sem medir palavras, e se agrediam verbalmente de modo bastante grosseiro. Suas atitudes eram desagradáveis ao extremo. Mesmo enquanto conversavam comigo, eles brigavam e discutiam, criando uma situação constrangedora. E os filhos assistiam a tudo diariamente.

As crianças, no meio dessa guerra, tornaram-se manhosas, mimadas, irritadas, agressivas. Manifestavam todos os problemas que já apontamos até agora sobre filhos de casais separados. Quer dizer: os pais moravam juntos, mas a vida deles já era a de um casal separado, e os filhos viviam as conseqüências dessa situação.

Alertei-os de que, se não mudassem de comportamento e não conversassem mais na tentativa de se entender melhor, a única alternativa possível seria a separação. Como não demonstraram a mínima boa vontade de entrar em entendimento, após algum tempo foi exatamente isso que aconteceu. Aquela batalha não poderia terminar de outra forma. Nesse caso, para as crianças, essa foi a melhor opção.

Assim, em vez de viver um inferno criado por eles mesmos, submetendo os filhos a todas essas agruras, é preferível que marido e mulher optem pela separação. Na medida do possível, com o passar do tempo, ambos devem procurar algum entendimento – pelo menos no que diz respeito à educação dos filhos.

Antes, durante e depois da separação

A separação do casal é um processo que leva certo tempo para se consumar e, depois disso, precisa de novo período para estabilizar-se. Esse processo começa com as dificuldades vividas no dia-a-dia do lar que marido e mulher enfrentam no relacionamento, ainda enquanto ambos convivem com os filhos, e continua com o aprendizado necessário para que a família se acostume com a idéia da separação.

Como os filhos reagem nas três situações: antes, durante e depois da separação? Que atitudes os pais devem tomar para ajudá-los a enfrentar as dificuldades trazidas por essa transformação?

No período anterior à separação, as crianças ficam normalmente confusas e assustadas. Por isso, é preciso evitar brigas na frente delas e tentar resolver os problemas somente entre os parceiros, sem alarmá-las nem impressioná-las. Uma vez tomada a decisão de separar-se, é importante conversar com os filhos e explicar a situação usando um nível de comunicação compatível com sua idade e sua compreensão.

Durante o processo de separação, as crianças ficam inseguras, sem saber o que vai acontecer em sua vida dali em diante, e essa reação é bastante comum. Torna-se, dessa forma, ainda mais importante o diálogo constante com elas. É preciso que saibam o que está acontecendo, o que vai acontecer e também que o pai sairá de casa, embora isso não signifique que não tenham mais pai nem família. O casal deve mostrar-se sempre acessível ao diálogo, esclarecendo qualquer dúvida dos filhos. Eles, com toda a certeza, farão perguntas, e quando isso ocorrer será preciso respondê-las.

É fundamental o envolvimento dos filhos nessas mudanças para que eles também participem dos acontecimentos. Nunca se deve tomar a atitude de retirá-los de casa até que a separação se consuma, despachando-os para a casa dos avós, por exemplo, para só trazê-los de volta quando os pais já estiverem separados.

A criança precisa participar do processo de separação dos pais, e estes devem procurar protegê-la sem, contudo, excluí-la. É essencial encorajá-la a falar, expondo seus pensamentos, assim como incentivá-la a expressar seus sentimentos para ajudá-la a aprender a lidar com eles.

No período posterior à separação, a criança sofre mais com a sensação de abandono, sobretudo porque já não convive com o pai, ou com a mãe, que foi morar em outro lugar. O importante agora é que ambos os pais a acompanhem com regularidade e atenção. É preciso continuar a ajudá-la a expressar e a lidar com seus sentimentos. Visitas freqüentes do genitor que não mora mais na casa serão sempre atitudes positivas.

O hábito de conversar bastante com a criança é importante. Procure dizer que a ama, que continua sendo seu pai, ou sua mãe, apesar de não morar mais em casa, e sabe o que está acontecendo com ela, além de compreender seus sentimentos.

É muito importante também que pai e mãe estejam presentes nas reuniões escolares e em eventos que envolvam a participação da família. É preciso haver acordo sobre as regras de educação dos filhos e suas rotinas.

Como já dissemos, muitas vezes isso é difícil e depende da maneira como ficou o relacionamento do casal após a separação. Mas, na medida do possível, tudo deve ser feito pelo bemestar e pela boa educação das crianças.

O melhor, sempre, é fazer as coisas da maneira mais harmoniosa possível, com muito diálogo entre pai e mãe – e também com as crianças – de modo que lhes dê tranqüilidade e estrutura para que cresçam de forma saudável. Como sabemos que os casais que se separam quase sempre ficam bastante longe de uma situação tão ideal, recomendo que pelo menos tenham a consciência de fazer tudo o que puderem pelos filhos mesmo nas condições mais adversas.

Eu não amo mais seu pai

Na tentativa de se justificar perante os filhos quando o casamento acaba, os pais geralmente usam frases ou idéias que ficam muito longe da compreensão deles e só aumentam o medo e a confusão em sua mente.

Uma das dúvidas que muitos casais têm é se deveriam dizer à criança que já não amam o pai, ou a mãe, ou se seria melhor evitar esse tipo de afirmação.

A frase "eu não amo mais sua mãe" ou "eu não amo mais seu pai" é muito delicada, e a criança tem dificuldade de entendê-la porque não compreende esse conceito.

O amor de que falam o pai e a mãe é diferente da idéia que a criança tem dessa emoção. O amor que sente pelos pais é de outro tipo, é incondicional, e ela continuará a amar os dois, separados ou não.

Como não consegue diferenciar o amor que os pais têm um pelo outro do amor que ambos sentem por ela, quando ouve o pai dizer "eu não amo mais sua mãe", a criança poderá entender que também deixou de ser amada. E assim se reforça a sensação de abandono que já a atormenta.

Imagine o que se passa na cabeça de uma criança ao ouvir o pai dizer que não ama mais a mãe e, em seguida, tomar conhecimento do relacionamento dele com outra mulher. Será muito difícil para ela entender o que está acontecendo com sua família.

Talvez seja possível, à medida que a criança chega à pré-adolescência, conversar com ela sobre a separação dos pais em termos mais específicos da relação do casal. Mas antes disso tal diálogo se mostra complicado. Sempre é necessário, portanto, conversar com os filhos sobre o assunto usando termos e idéias que eles compreendam.

Seja franco a respeito de seus sentimentos e responsável com os sentimentos de seus filhos. Não brinque com isso. Seja sincero, diga a verdade! Tenha sempre, porém, o cuidado de falar claramente com eles, explicando tudo o que vai acontecer, como será a separação, como será a vida deles dali em diante, onde vão morar, com quem, e como farão para ver você ou para ver a mãe.

Fale, fale muito... Diga a verdade e fale com sentimento, com sinceridade, com emoção. Você precisa estar aberto para seus filhos. Saiba que percebem tudo. Não tente esconder nada, mas tome o cuidado de usar palavras e idéias que eles de fato compreendam.

É melhor esperar?

O adiamento da separação pode trazer algum benefício para os filhos? Vale a pena esperar que cresçam para só depois consumar o fim do casamento?

Quanto mais velha a criança, melhor será sua compreensão da separação. Quanto menor ela for, menos entenderá os acontecimentos que levaram ao fim do casamento dos pais e mais intensamente vai extravasar sua insegurança em atitudes distorcidas.

Se fosse possível escolher, seria melhor deixar passar algum tempo para que os filhos crescessem um pouco mais antes da separação. Mas justamente aí reside o problema. A opção de deixar passar o tempo, mas continuar a brigar na presença dos filhos, é pior. O adiamento da separação, quando esta já é iminente e irreversível, causa o aparecimento de uma série de atitudes do casal que poderão prejudicar ainda mais o relacionamento entre os pais e também entre pais e filhos.

Como já dissemos, a criança é o pára-raios da relação do casal. Ela capta toda a energia que paira entre seu pai e sua mãe. Não adianta, portanto, tentar esconder uma situação ruim. Ela talvez não saiba o que está acontecendo, mas sente que as coisas não vão bem.

Em situações de crise conjugal, os pais devem entrar em acordo e decidir as coisas da melhor maneira possível. Mas, caso a separação seja inevitável, é importante cuidar dos filhos em conjunto e dizer-lhes sinceramente tudo o que precisa ser dito com relação aos problemas que a família enfrenta no momento.

Antigamente os adultos evitavam dizer a verdade às crianças em situações delicadas, como a morte de um parente ou uma nova gravidez da mãe. As pessoas omitiam esses fatos, mas as crianças sentiam a mudança de comportamento dos pais e reagiam de modo negativo e às vezes até rebelde – quando na verdade estavam apenas perturbadas por se sentir excluídas de eventos importantes da família.

O ideal é explicar tudo à criança de modo simples, sem fantasias, para que ela não tire conclusões irreais da situação da família – os pais não devem exceder-se deixando de informar a criança nem promovendo alarde desnecessário em torno da situação. Devem ser simples, diretos e exatos, respeitando o nível de compreensão de cada filho.

Como exemplo, quero citar o caso de uma amiga que, ao perder a mãe, ficou com receio de contar o fato à filha pequena, que gostava muito da avó. Sempre que ela perguntava pela avó, a mãe respondia: "A vovó ficou dodói e papai do céu a chamou e ela virou uma estrela. Quando você tiver saudade dela, olhe para o céu e para as estrelas, e a vovó estará lá". A partir daquele dia, a menina passou a contar essa história para todos, mas à sua maneira. Ela dizia: "A vovó ficou dodói e papai do céu 'chamou ela' e ela virou uma estrela". E concluía: "Quando eu ficar dodói, papai do céu também vai me chamar, eu vou virar uma estrela e vou lá ficar com a vovó".

Mais um caso: *uma de minhas amigas tem três filhas. Certo dia, a caçula perguntou: "Mãe, para ter um filho a gente tem que casar?". E a mãe respondeu: "Sim, filha, tem que casar". A menina virou-se para ela e perguntou: "Então você casou três vezes?".*

É assim o raciocínio das crianças. Por isso, precisamos tomar muito cuidado ao conversar com elas. É necessário saber o que se deve ou não dizer, evitar mentiras e exageros e sobretudo usar uma linguagem que elas entendam.

Nos casos de separação, em que a própria situação já é bastante delicada, o cuidado com o que se diz deve ser redobrado. É fundamental que haja diálogo e não se exclua a criança do processo de separação, pois isso a afetará diretamente.

Penso que, tomados os devidos cuidados com os filhos, a separação deve seguir seu curso se for de fato inevitável. Não adianta adiar até que os filhos cresçam, pois isso só prolongará o sofrimento. O processo todo não deve ser deixado para depois, quando as crianças forem mais velhas, porque elas perceberão toda a estranheza presente no relacionamento dos pais e no ambiente que as cerca e não entenderão o que se passa.

Há um aspecto ainda mais importante no caso de manter um casamento pensando em adiar o sofrimento dos filhos: eles talvez entendam como natural essa forma inadequada de relacionamento entre seus pais e com isso correm o risco de carregar essa idéia ao longo da vida. Assim, no futuro, poderão aplicar esse modelo na própria vida conjugal e viver um casamento cheio de desavenças sem chegar a pensar na separação como solução de seus problemas.

Quando marido e mulher estão para se separar, mas não o fazem, tomam atitudes incoerentes com a vida de casados: deixam de dormir juntos, saem sozinhos ou na companhia de outras pessoas e não sentem prazer em fazer nada em conjunto. As crianças, por sua vez, percebem tudo isso.

Os pais, portanto, serão muito mais honestos consigo mesmos e com os filhos se tomarem a decisão de separar-se quando a situação assim exigir. Devem, nesse caso, acompanhar conscientemente os filhos para ajudá-los a superar todo o processo.

A atitude de aceitar a separação sem adiá-la indefinidamente é muito mais honesta com relação a todos os envolvidos.

Não haverá reconciliação?

A verdade é que sempre existe, no coração dos filhos, a esperança de que os pais voltem a viver juntos.

As crianças sempre alimentam a fantasia da reconciliação. É muito comum que até peçam aos pais para voltar a viver na mesma casa.

Mas, como sempre digo, na hora da separação o fato já está consumado. Resta, então, a tentativa de curar as feridas da melhor maneira possível.

Por isso, é sempre preferível pensar bem antes de se decidir pela separação, principalmente se o casal tiver filhos.

Mas, após a tomada de decisão, é preciso fazer o maior esforço possível para esclarecer a situação diante das crianças e procurar amenizar ao máximo a dor que isso provocará em seus corações.

Quando a reconciliação não é uma opção, o casal deverá explicar cuidadosamente sua decisão aos filhos, respeitando as limitações próprias de seu nível de compreensão. Esse assunto jamais deverá ser deixado em aberto para evitar que as crianças fantasiem a esse respeito e criem expectativas infundadas, que só lhes causarão mais sofrimento.

A idade dos filhos

O grande problema das separações mal resolvidas são as marcas que ficam na personalidade dos filhos. Quanto mais nova for a criança, maior a probabilidade de incorporar em sua personalidade as dificuldades inerentes à separação dos pais.

Quando os filhos já são maiores, é possível manter um diálogo mais amplo e mais racional com eles. Mas com crianças pequenas isso se torna muito complicado porque elas costumam misturar sentimentos e emoções com sua incapacidade natural de compreensão, devido à pouca idade, o que dificulta muito as coisas.

A faixa etária mais crítica varia do nascimento aos 7 anos. É nesse período que as crianças parecem ser mais fortemente atingidas pelos efeitos da separação.

Nessa fase forma-se toda a estrutura da personalidade infantil, e as coisas que as crianças percebem e entendem – a seu modo, pois o nível de desenvolvimento, ainda precário, não lhes permite compreender o que de fato ocorre – poderão refletir-se em seu comportamento pelo resto da vida.

Bebês de até 2 anos têm certa tendência ao medo e ao bloqueio de seu desenvolvimento natural. Crianças de 3 a 4 anos costumam adotar a fantasia de que a separação dos pais é apenas temporária. Dos 5 aos 6 anos, a criança muitas vezes assume a culpa da separação dos pais e chama para si a responsabilidade de promover a reconciliação do casal. Já a criança que está em idade escolar tem melhor compreensão das razões da separação. Muitas vezes, porém, se sente abandonada e tem raiva dos pais, apresentando problemas de comportamento em casa e na escola.

A idade dos filhos importa, e muito, quando o assunto é separação. Por isso, o bem-estar e a formação deles devem ser a preocupação principal dos pais. É preciso prestar atenção especial no modo como essa situação afeta as crianças de diversas idades e agir de acordo com os sentimentos e a compreensão de cada uma delas.

A reação dos filhos

Nem todos os filhos reagem da mesma maneira à separação dos pais.

São vários os fatores que influenciam a reação de cada criança, que depende muito do contexto da separação, de sua idade e da personalidade do pai e da mãe. Depende também dos motivos e da forma como ocorreu a separação, além da personalidade dos filhos. Deve-se considerar a maneira como a criança vê os fatos e tantas coisas mais.

A forma como os pais conduzem esse processo é muito importante. Uma separação bem pensada e bem conduzida dá aos filhos os subsídios necessários para superá-la com mais tranqüilidade e também lhes serve de exemplo de solução de uma situação difícil que envolve sentimentos fortes e pessoas que se amam.

Mas uma coisa é certa: os filhos sofrem, sim, com a separação, embora cada um tenha uma reação distinta. Mesmo no caso de filhos mais velhos, que teoricamente têm melhores condições de entender a situação, a reação é imprevisível e diferenciada em cada caso.

Um casal que conheço separou-se já com certa idade e, infelizmente, não teve o cuidado nem talvez as condições necessárias para tomar essa decisão de modo que protegesse os filhos. Eram quatro irmãos, entre adolescentes e adultos, e cada um reagiu de forma diversa à separação dos pais.

Um deles mostrou-se indiferente ao fato até o dia em que reencontrou a mãe em seu novo lar, com o novo companheiro – e só então deixou aflorar todo o seu sofrimento e inconformismo com a situação.

Outro irmão sofreu com todo esse processo, tampouco se conformou e algum tempo depois também deixou a esposa em circunstâncias semelhantes e tão sofridas quanto as da separação dos pais.

O mais novo de todos, vendo-se sem estrutura de apoio – devido ao próprio histórico de desavenças familiares e às brigas constantes entre os pais enquanto estavam casados, além do choque da separação, que ele não compreendeu nem aceitou –, caiu nas drogas e só com muito custo conseguiu recompor-se e retomar sua vida.

O quarto filho, diante de todos os reveses da família, jurou que, se algum dia seu casamento fracassasse, também optaria pela separação mas faria tudo para evitar sofrimentos desnecessários. E assim agiu quando se separou da esposa: tratando tudo e todos com amor e respeito, procurou sempre o entendimento, trabalhou bem a situação e saiu do casamento mais maduro e mais sábio.

Como você vê, se filhos adultos sentem dificuldade de absorver a separação dos pais e têm reações diversas, o que esperar de crianças novas cujo entendimento da situação é incompleto?

É bastante comum o fato de as crianças ficarem deprimidas, tristes, agressivas, desobedientes ou rebeldes quando a separação é conduzida de modo descuidado. Algumas ainda apresentam quadros de insônia, perda ou excesso de apetite, pesadelos e perda de concentração e de interesse por relacionamentos com outras pessoas.

Mas também existem crianças que, devidamente apoiadas e orientadas pelos pais, superam com certa facilidade a separação e, com o tempo, percebem que eles estão mais felizes e vivem essa nova experiência com mais satisfação e tranqüilidade.

Não existe uma receita prévia, pois lidamos com seres humanos, imprevisíveis por natureza e diferentes entre si, que enfrentam desafios diante de tudo o que entendem por correto e sabem ser importante em sua vida.

A única certeza que temos é a seguinte: cada filho precisa ser tratado de modo individual, com o devido respeito a seu ritmo, suas condições emocionais e sua capacidade de compreensão. A maneira como cada um vai superar a situação dependerá diretamente da forma como os próprios pais conseguirão lidar com ela.

Filhos indiferentes

Ninguém fica indiferente quando está envolvido em um caso de separação, muito menos os filhos do casal.

Por isso, os pais devem prestar grande atenção em eventuais reações aparentemente muito boas dos filhos. É preciso ficar alerta à manifestação de algum problema em qualquer aspecto de sua vida, pois essa será a válvula de escape que eles usarão para demonstrar sua dor.

A criança, por exemplo, pode começar a tirar notas baixas na escola, a urinar na cama, a roer as unhas e até voltar ao uso da chupeta. Alguma alteração de comportamento deve aparecer, uma vez que ela talvez esteja tentando controlar-se para não demonstrar o que de fato sente – quem sabe até para não acrescentar mais sofrimento à situação que os pais experimentam. Mas as emoções, sem dúvida, se manifestarão de qualquer outra maneira fora de seu controle.

Em uma família conhecida minha, devido à ausência do pai, que raramente visitava os filhos, ao fato de a mãe trabalhar fora e à manha dos dois irmãos menores, o filho mais velho assumiu o papel de criança perfeita. Solidário, ele limpava a casa, lavava a louça e ajudava a cuidar dos irmãos. Era o filho que toda mãe gostaria de ter. Mas voltou a urinar na cama – com 9 anos de idade.

Analisando a situação, percebi que, durante o pouco tempo que passava em casa, a mãe se envolvia com os filhos mais novos e esquecia o garoto. Ele então fazia o papel de filho bonzinho para chamar a atenção dela. Mas, como isso não adiantou e o menino se sentiu abandonado, embora não quisesse demonstrar isso, passou a urinar na cama, fazendo inconscientemente dessa reação uma válvula de escape.

Procuramos pôr ordem na casa, estabelecemos regras e limites e convencemos o pai a passar mais tempo com o filho e a participar com ele de brincadeiras e jogos. Assim, o problema desapareceu sem que fosse preciso cuidar especificamente dele.

Esse caso é típico em crianças que negam as próprias necessidades em benefício do bem-estar dos pais e dos irmãos.

Quando em um caso de separação um dos filhos está aparentemente muito bem, comporta-se de modo normal, sem problemas, e se mostra excessivamente prestativo, preste atenção porque, em algum momento e de alguma forma, a frustração e a dor que ele sente e não quer expressar terão de revelar-se.

O que muda na escola?

Como fica o desenvolvimento da criança na escola com a separação dos pais?

Graças a minha vivência como professora, sei que, se a criança tiver atendimento individualizado porque o professor conhece o problema e conversa com os pais, seu desempenho escolar não apresentará maiores problemas.

Mas, sem dúvida alguma, nesse caso será necessário o acompanhamento cuidadoso do aluno. O trabalho, portanto, deverá ser de equipe: pais e professor precisam atuar juntos em prol do melhor desenvolvimento escolar da criança.

É necessário entender que a criança às vezes estará um pouco mais triste, às vezes um pouco mais alegre – quase sempre isso depende, por exemplo, da freqüência com que ela convive com o pai.

Penso que a primeira coisa que os pais devem fazer diante de um problema conjugal ou familiar é avisar a escola. O professor precisa saber da separação, das discussões domésticas, do fato de a criança presenciar tudo isso. Ele só poderá entender as mudanças de comportamento de seus alunos se tiver conhecimento da situação existente na casa de cada um.

Por outro lado, cabe também ao professor, caso perceba alguma mudança acentuada no comportamento da criança, chamar os pais para avisá-los do que ocorre com ela.

Creio ser fundamental, para que a criança continue a desenvolver-se bem apesar da separação dos pais, a existência de um bom relacionamento entre a escola e a família para que cada aluno seja tratado de modo único.

Se a escola acompanhar o problema, poderá ajudar a criança a superar suas dificuldades. O desenvolvimento dela talvez até se torne um pouco mais lento durante certo período, mas se a escola permanecer atenta isso não chegará a prejudicá-la seriamente.

A criança precisa sentir que a vida em seu redor continua igual apesar da separação dos pais, pois isso lhe dará algum conforto. Nessa fase, portanto, a escola, as atividades esportivas regulares, o lazer programado, tudo isso vai sustentar a normalidade da vida da criança enquanto as questões familiares são resolvidas.

Se a escola, porém, não foi avisada e não prestar a devida atenção à criança que passa por essa mudança, não haverá dúvida de que a situação familiar se refletirá no rendimento da criança e ela será prejudicada.

Nesse caso, a frustração causada pelos problemas familiares poderia somar-se a outra, originada em sua dificuldade de acompanhar os estudos. Os resultados seriam bastante preocupantes, até mesmo com o risco de uma possível reprovação, que, por sua vez, reforçaria o sentimento de culpa que a criança carrega em relação à separação dos pais, complicando-se ainda mais seu desenvolvimento.

Conheci uma família em que a mãe morava com as filhas – uma de 7 anos e a outra de 3 – e a avó materna. Fazia pouco tempo que estava separada do marido. A filha de 3 anos mostrava-se muito agitada, violenta e agressiva. Batia em todo mundo, não queria comer, falava pelos cotovelos. A mais velha era terrivelmente insegura, tinha dificuldades na escola e não conseguia ler nem fazer as lições de casa. Chorava o tempo todo, um choro contido em que só as lágrimas rolavam.

Levei algum material para ajudá-la com a leitura porque, apesar de reconhecer as letras, não conseguia juntá-las de modo correto. O aprendizado da leitura está diretamente ligado à maturidade da criança. Creio que, com a separação dos pais, a menina havia ficado emocionalmente bloqueada – de tal modo que não podia amadurecer.

Com o recurso de alguns jogos pedagógicos e a participação da mãe e da avó, a menina ficou mais confiante e se sentiu mais amada. Sua insegurança diminuiu e ela reagiu de modo mais positivo. Pouco a pouco, foi progredindo e reconquistou sua capacidade de leitura e sua alegria de viver.

Se essa família não buscasse ajuda, a menina fracassaria na escola na mesma medida em que teria cada vez maior dificuldade de se relacionar dentro de casa. Isso porque, em seu caso, somavam-se a frustração pela separação dos pais e a indiferença da escola com relação a seu problema, o que agravava a sensação de abandono.

Existem preconceitos?

Acredito que hoje em dia não haja mais preconceitos contra filhos de pais separados. Afinal, isso é muito comum atualmente. Na escola, a criança não será a única da classe cujos pais estão divorciados. Em todas as turmas encontram-se vários casos, e não há motivos para crer que ainda existam preconceitos.

Algumas dificuldades podem manifestar-se nos relacionamentos dessas crianças, mas isso ocorre sobretudo quando os pais não explicam claramente sua condição de casal separado.

Quanto mais abertos e honestos forem com os filhos, menor será o impacto da situação familiar sobre sua formação.

As crianças sofrem mais na escola quando o processo de separação dos pais é conduzido às escuras, deixando-as "fora" do problema. Isso se deve mais à falta de adequação delas à situação do que aos preconceitos de seus colegas de classe.

Um dia a criança pergunta à mãe por que o pai não mora em casa, pois, na escola, há muitos colegas cujos pais são casados e vivem sob o mesmo teto. Em outro dia, a criança pergunta à mãe quem é seu pai – no caso de mães que criam os filhos praticamente sozinhas, pois o pai nunca se interessou por eles. A mãe, por sua vez, decidiu esconder a identidade do pai, nunca falou dele, jamais o apresentou nem mostrou fotos. Mais uma vez, na escola, a criança vai conviver com colegas cujos pais estão presentes e se perguntará por que não conhece o seu.

Perceba que o impacto de uma situação como essa na formação dos filhos é muito pior. Mas não se trata de uma questão de preconceito contra eles, e sim de erros que os próprios pais cometem em sua educação.

Se você, porém, cultivar o hábito de conversar com seu filho, demonstrando seus sentimentos e tornando o processo de separação o mais natural possível, os impactos negativos da situação serão bastante reduzidos.

Os pais se separam dos filhos?

Explique a seus filhos que vocês estão se separando, mas nunca vão abandoná-los. Acredito que essa seja uma das conversas mais importantes que os pais devem ter com suas crianças nessas circunstâncias.

É preciso, aliás, que essa conversa seja reforçada constantemente. Mais ainda, é preciso demonstrar, com atitudes, que aquilo que se diz vai além de palavras vazias. Isso deve ficar muito claro na mente e no coração das crianças.

Além disso, existem várias outras coisas que devem ser ditas à criança, repetidas vezes, para evitar a sensação de abandono. Por exemplo: os pais a amam, serão sempre seu pai e sua mãe e nunca se separarão dela. Trata-se de reforços necessários ao entendimento infantil que não podem ser ditos uma única vez e pronto. É preciso reafirmá-los muitas vezes e, mais que isso, são indispensáveis ações coerentes com as palavras.

Isso tudo é essencial porque estamos lidando com o lado emocional da criança. É fundamental demonstrar diariamente nosso amor a ela. As expressões de carinho e atenção devem ser repetidas sempre. Mesmo entre adultos, quantas vezes precisamos dizer a nosso parceiro que o amamos? Não o reafirmamos com certa freqüência? Se tal reforço é significativo para o parceiro, também é necessário para os filhos.

Da mesma forma, esclarecimentos e compromissos entre os pais e a criança devem ser declarados, renovados, reforçados e provados com ações – a todo momento.

É preciso, sobretudo, ter muito cuidado com as coisas que pai e mãe dizem um do outro diante dos filhos. As possíveis desavenças e mágoas existentes entre os ex-cônjuges não devem ser transmitidas aos filhos porque, para eles, ambos serão sempre seu pai e sua mãe independentemente da separação. Isso é muito importante para sua formação.

De qualquer modo, os ex-cônjuges precisam ter em mente o fato de que também viveram momentos positivos e cheios de alegria quando casados. Para o bem da criança, é recomendável que o pai enalteça as qualidades da mãe e vice-versa. É preciso entender que a separação pode ter sido necessária, mas o respeito mútuo deve continuar.

Quando o pai, após a separação, abandona os filhos por completo, torna-se ainda mais importante, por parte da mãe, o reforço da idéia de que os ama e nunca vai abandoná-los. É claro que isso não substitui a participação do pai na vida das crianças, mas é uma forma de amenizar sua ausência e de aliviar o sentimento de abandono. O mesmo se aplica quando é a mãe quem desaparece e o pai assume sozinho a educação dos filhos.

É necessário, em princípio, manter a consciência de que pais separados não se separam dos filhos, exceto por opção exclusiva dos próprios pais. Nesse caso, as conseqüências dessa omissão na formação dos filhos serão muito mais sérias.

Por amor aos filhos, o casal precisa conscientemente assumir suas responsabilidades de pais, sobretudo durante e após o processo de separação.

Como ficam os avós?

Nos casos de separação, como fica a relação com os avós?

Repete-se com eles o que ocorre com o próprio pai. Do mesmo modo que ele não deixa de ser pai após a separação, os avós serão sempre avós. A continuidade de seu relacionamento com os netos vai depender da consciência de família dos pais e da importância deles na vida das crianças.

Quando as relações entre os pais e os avós são negativas, tudo se complica. Nesse caso, enquanto durar o casamento, os pais vão tolerar a presença dos avós. Mas, quando se estabelece o processo de separação, todos passam a falar mal uns dos outros e tomam atitudes que às vezes dificultam a convivência com os netos.

É importante lembrar que o convívio com os avós deve ser muito bem cuidado, pois se trata de um direito tanto da criança quanto deles próprios. Sua presença é muito importante no desenvolvimento dos netos.

A separação de um casal conhecido meu não foi bem resolvida, a esposa não aceitou facilmente a situação e ficou bastante ferida em termos emocionais. Ela se opôs, portanto, às visitas que o filho deveria fazer aos avós paternos. Não era uma oposição aberta, mas a mãe não facilitava a convivência do menino com os avós e raramente o liberava para passear com os dois. Em conseqüência, os avós e o neto só se viam quando o pai o levava à casa deles.

Só depois de sete anos a mãe voltou a conversar com os ex-sogros e se dispôs a favorecer a convivência entre eles e o menino, permitindo que o levassem com mais freqüência para sua casa e saíssem juntos a passeio. Reconheceu afinal que os avós paternos tinham o mesmo amor pelo neto e os mesmos direitos dos avós maternos.

Foi preciso esse tempo todo para que a mãe conseguisse lidar melhor com as emoções e percebesse que suas antigas restrições não eram justas nem benéficas para ninguém.

O ideal seria que a criança, mesmo após a separação, convivesse com freqüência com a família de ambos os pais. Esse relacionamento, porém, deve ser saudável e bem recebido por todos, mas às vezes leva tempo para que os ex-companheiros entendam isso. A maior prejudicada, nesse caso, é a própria criança, além dos avós, que, muitas vezes bastante idosos, sofrem demais em razão dos desacordos dos filhos.

É do casal a responsabilidade de facilitar o convívio entre seus pais, seus sogros e os filhos e de proteger esse convívio em caso de separação. As relações com os avós são muito especiais para as crianças e fundamentais na formação de sua personalidade.

Casa do papai ou casa da mamãe?

Uma conseqüência imediata da maioria dos casos de separação é o fato de os filhos passarem a ter duas casas: uma da mãe, outra do pai. Uma delas será para morar, e na outra deverão ficar nos fins de semana e nas férias.

De qualquer maneira, haverá dois referenciais distintos, e nesse caso surgirão dúvidas básicas: como impor regras de comportamento às crianças? Elas serão as mesmas nos dois lares? Se existirem diferenças – o que é muito provável –, como isso deverá ser administrado e ensinado aos filhos? Como evitar mais confusão na cabeça deles?

Tal situação representa exatamente isso para os filhos: confusão, ou seja, conflito. É muito difícil, para uma criança pequena, entender a diferença entre as preferências do pai e as regras impostas pela mãe: "Meu pai acredita nisso e minha mãe acredita naquilo". São conceitos complexos, algumas vezes opostos, e a criança não os entende.

Mais uma vez, tudo deve ser explicado com calma. Mesmo assim, a criança vai entender melhor apenas à medida que crescer e sua capacidade de compreensão se desenvolver.

O ideal seria que não houvesse divergências entre o que os filhos aprendem com o pai e o que ouvem da mãe. Mas isso é raro porque, se os dois não conseguiram entrar em acordo sobre certas coisas quando estavam juntos, dificilmente poderão fazê-lo agora. O que era motivo de discussão continuará como razão de discórdia entre os pais em seus novos lares.

Cada uma das casas certamente estará baseada em regras distintas, e os filhos precisarão adaptar-se a ambas. É, assim, muito importante que o dono da casa – ou seja, o pai ou a mãe – esclareça bem as regras e alerte os filhos para o fato de que elas talvez sejam diferentes na casa do ex-cônjuge. Pai e mãe devem, portanto, evitar impasses que interfiram na estabilidade e na segurança dos filhos.

Os problemas que poderão surgir dessa diferença de regras terão origem no "comportamento duplo" a que a criança talvez seja submetida: "Com meu pai eu me comporto de um jeito e com minha mãe eu me comporto de outro jeito". Como distinguir o que é o certo, por exemplo, quando o que o pai diz se opõe totalmente às convicções da mãe?

No futuro, na vida adulta, os filhos desse casamento desfeito poderão desenvolver uma personalidade de valores duplos e conflitantes, além de tornar-se indecisos e incapazes de tomar decisões diante de situações mais sérias. É preciso ter em mente o fato de que esse comportamento dúbio decerto prejudica a credibilidade de qualquer pessoa.

Mesmo que as discordâncias entre os pais não se concentrem em coisas de importância fundamental, seu efeito sobre a mente da criança poderá ser catastrófico caso tenham opiniões diametralmente opostas. Como os filhos podem entender isso?

É preciso ficar alerta a essas dificuldades porque normalmente não se tem consciência delas. É necessário também saber que, agindo de modo incongruente com relação à criança, os pais estarão, no mínimo, criando para ela uma condição que exigirá grande esforço adicional numa situação já muito desgastante.

A criança terá de aprender a lidar com essas diferenças, pois vai encontrá-las durante toda a vida e em toda parte. Mas, se tiver o respaldo psicológico dos pais, tudo será mais simples e natural para ela. Se for, por exemplo, à casa de um amigo cuja família costuma fazer uma oração antes das refeições, enquanto em sua casa não há esse hábito, a criança aprenderá a respeitar instintivamente esse novo valor.

O melhor, portanto, é que os pais se empenhem para chegar a um acordo e passar à criança uma visão única de valores, dando-lhe assim uma base de apoio. É preciso haver unidade naquilo que pai e mãe ensinam aos filhos para que se desenvolvam como seres humanos sadios. Quando os pais discordam, é conveniente que, pelo menos, expliquem aos filhos suas diferenças sem competir um com o outro para provar quem tem razão.

A distância que me separa de meus filhos

Como marcar presença na vida dos filhos quando a distância é muito grande?

Caso a mãe vá morar em outra região ou no exterior, por exemplo, como fica a convivência entre os filhos e o pai?

A verdade é que hoje em dia não há mais desculpas para justificar a falta de contato com os filhos. Existem, isso sim, muitas facilidades, como telefone e internet, que permitem até mesmo comunicação completa, com câmeras e microfones.

Seja como for, é vital a determinação de manter contato com os filhos, marcando presença diária, se possível, na vida deles. Mesmo que as crianças sejam pequenas, não é tão complicada a comunicação com elas por telefone ou internet.

A distância acaba por tornar-se uma grande desculpa quando a pessoa, na verdade, decidiu romper o contato com os filhos – e isso é mais freqüente do que imaginamos. Quando os pais, mesmo separados, amam seus filhos e têm consciência de sua importância na vida deles, a distância jamais representa um empecilho.

Como lidar com a culpa?

O trabalho que os pais precisam fazer consigo mesmos para aliviar esse fardo é grande, pois a partir do momento em que percebem as dificuldades dos filhos para lidar com a nova situação, caso a separação não tenha sido bem conduzida, o sentimento de culpa pode realmente se tornar um peso.

Não gosto muito da palavra "culpa", pois considero um termo forte demais que eu trocaria por "responsabilidade".

A culpa é um peso que leva as pessoas a cometer erros na tentativa de aliviá-la. Por se sentir culpados com relação aos filhos, por exemplo, os pais compram presentes para eles, fazem-lhes todas as vontades, tentam compensá-los de alguma forma. A culpa não leva à cura nem à solução. Pelo contrário, favorece o desenvolvimento de mecanismos de compensação nos filhos e molda a personalidade deles de modo errado. As pessoas não sabem como lidar com a culpa.

Mas, se assumir a responsabilidade pelo bem-estar de seus filhos por entender que aquilo que estão passando ou sofrendo foi causado por algumas atitudes errôneas que você tomou, poderá perfeitamente corrigi-las e mudar a situação.

"A separação já é um fato consumado. Assim, daqui em diante, que atitudes devo tomar para encaminhar meus filhos à maturidade sadia?" – eis o tipo de postura de pais amorosos e responsáveis.

Não sinta culpa. Em vez disso, é preferível assumir a responsabilidade pelas conseqüências da separação na vida de seus filhos.

Esse é o segredo que tornará possível ajudá-los a crescer sadios. Atitudes responsáveis para com eles representam a superação de suas dificuldades.

É bom lembrar, entretanto, que a responsabilidade também deve estar presente no momento em que se opta pela separação, observando-se a situação com cuidado para tomar a melhor decisão possível para todos os envolvidos.

Através das lentes da responsabilidade, é mais fácil antever as prováveis conseqüências de suas atitudes na vida dos filhos. Assim, você poderá encontrar o melhor caminho a seguir de modo que proteja as crianças ou pelo menos amenize o sofrimento que a separação sempre causa na família.

Os filhos também não têm culpa

É muito importante informar aos filhos, com linguagem clara e acessível, que eles não são a causa da separação do casal.

A culpa que as crianças podem assumir nesse caso é extremamente prejudicial ao equilíbrio emocional delas.

Se quiser evitar esse sentimento de culpa, é preciso que você se esforce para reduzir o trauma causado em seus filhos pela separação. É essencial que os problemas relativos à situação sejam tratados longe de sua presença, e nunca diante deles. As brigas e discussões testemunhadas pelos filhos são, de modo geral, as principais causas do sentimento de culpa que desenvolvem.

É bastante natural, no comportamento das crianças, a tentativa de resolver os desentendimentos dos pais. Elas, porém, esbarram em muitas dúvidas: não sabem qual dos dois apoiar, por exemplo, ou temem a dor de "abandonar" a mãe caso tomem o partido do pai e vice-versa. Essa confusão gera culpa pela situação de conflito do casal.

O aspecto mais grave da separação de um casal que tem filhos, contudo, é o fato, quase inevitável, de que eles se tornam responsáveis pela salvação do casamento falido dos pais. Assim, mesmo sem saber disso, passam a ser usados como pretexto para justificar determinados comportamentos do casal. Quase sempre apelando para a desculpa de "evitar o sofrimento dos filhos", os pais aceitam muitas vezes a infelicidade conjugal sem que, na realidade, tenham coragem de tomar uma atitude definitiva.

A verdade é que os filhos percebem a situação e se julgam, por isso, os grandes culpados da infelicidade dos pais. Sentem-se, portanto, na obrigação de ajudá-los a resolver o impasse.

As crianças de 4 a 6 anos de idade apresentam uma tendência especial a assumir a culpa pelas brigas dos pais. Empenham-se, por isso, na tarefa de promover a reconciliação deles e acabam frustradas e ainda mais culpadas quando percebem a própria impotência diante da realidade que a família vive.

O ideal é comunicar aos filhos, de modo claro e amoroso, que o casamento acabou, mas seu relacionamento com os pais será preservado. Tente, por todos os meios, isentá-los da responsabilidade pela separação.

Leonardo também precisou de algum tempo para entender a separação – tempo precioso, hoje reconhece, que deveria ter dedicado aos cuidados com os filhos. "O importante é abrir o jogo com as crianças e falar sobre os motivos da separação. As atitudes delas, creio eu, por mais que às vezes contribuam com o caos dos momentos críticos, não são fatores determinantes na separação do casal. Elas devem saber, por direito legítimo, que não têm culpa de nada", afirma Leonardo, hoje mais ciente de suas responsabilidades de pai, sobretudo após a separação.

Os pais precisam tomar muito cuidado para não culpar os filhos, tampouco permitir que eles *se sintam culpados* pela separação.

Enquanto em famílias sólidas os filhos acrescentam felicidade e proporcionam bem-estar, nos casamentos abalados, muitas vezes, eles se tornam motivo de brigas entre os pais. A culpa disso, porém, não é deles, e sim da relação do casal, já comprometida. É a postura dos pais que acaba com o casamento, e não as atitudes dos filhos.

O casamento fracassa em razão de problemas de relacionamento entre o homem e a mulher, e isso nada tem que ver com as dificuldades existentes entre pais e filhos. Trata-se de coisas distintas que não devem ser confundidas para evitar sentimentos de culpa desnecessários e injustos.

Os filhos não têm culpa da separação do casal. Eles se tornam, antes de tudo, vítimas da situação e devem ser protegidos tanto quanto possível. Apesar do fim do casamento, as crianças precisam sentir-se seguras do amor dos pais e saber que ele não será abalado.

Como educar os filhos apesar do sentimento de culpa?

Para os pais, o ponto nevrálgico da questão da separação, como já dissemos, é livrar-se do sentimento de culpa e assumir as próprias responsabilidades. Essa é a grande mudança. Se conseguirem isso, poderão mudar de atitude e educar os filhos corretamente – apesar de todas as dificuldades.

Não é fácil essa tarefa, mas com um pouco de empenho e determinação você vai superá-la. Se for o caso, procure a ajuda de um profissional competente ou de um terapeuta para apoiar a família nesse processo.

A partir do momento em que os pais aprendem a lidar com a própria culpa e a desenvolver a responsabilidade da orientação dos filhos, tudo se estrutura de forma correta, e os traumas e as conseqüências da separação se reduzem.

Como apresentar o novo cônjuge aos filhos?

O casamento acabou, e os ex-cônjuges seguem sua vida normalmente, com independência, depois de superadas as dificuldades iniciais da separação.

É natural que surjam novos relacionamentos afetivos na vida de cada um deles, mas como ficam os filhos nesse contexto? Como lidar com essa situação, que quase sempre apresenta dificuldades bem específicas?

O bom senso da mãe e do pai é que vai dizer o que ambos devem fazer. Mas, desde que ajam de maneira séria e responsável com relação ao novo companheiro e ajudem os filhos a adaptar-se a essa situação de modo adequado, a tarefa se resumirá a explicar o novo relacionamento e depois apresentar a pessoa em questão.

Acredito, com base na experiência, que os filhos de pais separados que contam com acompanhamento responsável, diálogo e explicações claras amadurecem muito mais rapidamente que as outras crianças. Isso ocorre porque, dadas as circunstâncias, eles aprendem a lidar com emoções que a maioria das crianças da mesma idade não teve a oportunidade de vivenciar.

Graças a essa condição, quando a mãe ou o pai encontra outra pessoa que realmente lhe dê apoio e conviva com seus filhos de modo saudável, deve apresentá-la à família com a maior naturalidade possível. É preciso, no entanto, que esse relacionamento seja sério e duradouro, caso contrário a troca e a apresentação freqüentes de novos parceiros certamente vão causar muita confusão na mente das crianças.

Basta lembrar a maneira como apresentávamos um namorado a nossos pais: primeiro nos encontrávamos fora de casa, até sedimentar a relação, e apenas quando o namoro tomava proporções de "compromisso" marcávamos aquele "almoço de domingo" para apresentar a pessoa, que começava a freqüentar a casa e aos poucos passava ao *status* de novo membro da família.

As circunstâncias são as mesmas no caso da apresentação de um novo companheiro aos filhos. O pai ou a mãe tem todo o direito de retomar sua vida afetiva com outra pessoa, mas deve tomar alguns cuidados com relação às crianças.

É claro que toda explicação dada aos filhos, como já afirmei antes, deve respeitar o nível de entendimento e a idade deles. Essa questão influi muito na compreensão das crianças e na aceitação, por parte delas, de um novo relacionamento dos pais. O sentimento de abandono pode mais uma vez acentuar-se conforme a idade, o que tornará a situação mais complexa.

Insisto em frisar que o respeito à idade da criança é uma questão muito delicada e de extrema importância.

Conversei com uma mulher que atualmente se relaciona com um homem separado. Ele tem um garoto de 15 anos e outro de 5. A criança mais nova sai com ela e o pai para passear, aceita sua presença e não se rebela nem tem atitudes hostis ao namoro dos dois. O filho mais velho, porém, não quer conhecê-la nem conviver com ela.

Os adolescentes do sexo masculino, quando se manifestam em favor da mãe, costumam ficar contra o pai e não aceitam os relacionamentos dele com mais ninguém. Em sua mente permanece a idéia de que o pai abandonou a mãe e ainda por cima pretende substituí-la por outra mulher.

Seja qual for a idade dos filhos, é fundamental apresentar-lhes o novo cônjuge com sinceridade e clareza, explicando seus sentimentos, mas também observando a reação deles e respeitando essa reação. No caso do adolescente citado anteriormente, é preciso respeitar a posição que ele adotou e esperar que, com o tempo, compreenda a situação e aceite a namorada do pai. Não adianta confrontar a criança nem desrespeitar seus sentimentos. Isso apenas reforçará sua revolta e sua sensação de abandono.

É importante, apesar do respeito que se deve aos filhos, deixar bem claro que as decisões sobre a nova vida afetiva dos pais cabem somente a eles, pais, e não aos filhos. É essencial ter o cuidado de não misturar as coisas.

A paciência é fundamental

Uma das maiores dúvidas dos pais diz respeito à forma de apresentar o novo cônjuge aos filhos. É melhor deixar que eles se acostumem gradativamente com sua presença ou introduzi-lo em casa de repente, sem prévio aviso?

Não é possível impor coisa alguma em situações desse tipo. Se o novo relacionamento for sadio, confiável e duradouro, você deve apresentar seu companheiro às crianças com sinceridade, respeitando as reações delas.

Se os filhos rejeitarem a novidade, deve-se respeitar essa atitude e dar-lhes tempo para entender e aceitar. Nesse caso, será preciso conquistá-los aos poucos, com paciência, boa vontade e comprometimento, em nome do bem-estar da família.

A tia de uma amiga minha morreu muito cedo e deixou uma filha de 13 anos e um filho de 9. Depois de algum tempo, o marido introduziu uma mulher na casa, como empregada, para cuidar dos filhos e das tarefas domésticas. Não havia nenhum relacionamento pessoal entre eles. Os filhos, porém, ficaram revoltados e abriram guerra contra ambos. A situação tornou-se horrível. A empregada só a suportou porque era parente e sabia das dificuldades da família, por isso queria realmente ajudá-los.

À medida que os filhos amadureceram, passaram a compreender a atitude e as intenções do pai na tentativa de ampará-los. Assim, aceitaram e agradeceram a presença da mulher na casa e na vida deles.

É incrível constatar que, nesse caso, nem sequer houve separação do casal, assim como não existia nenhum tipo de relacionamento afetivo entre o pai e a empregada.

De qualquer modo, é importante perceber que, se o sentimento de abandono dos filhos não for compreendido nem trabalhado, torna-se impossível para eles aceitar outra pessoa no lugar do pai ou da mãe que se foi.

É preciso ter paciência e flexibilidade para entender os filhos. De nada adianta impor à família a presença de um novo membro, sobretudo se ele for visto como um possível substituto do pai ou da mãe ausente.

E se o novo cônjuge também tiver filhos?

A situação, nesse caso, se complica um pouco mais, mas não muda muito. É preciso cuidado de ambos os parceiros com os próprios filhos e com os filhos do outro. É preciso também consolidar aos poucos essa nova família, incorporando os novos parceiros e os novos irmãos. Mas tudo deve ser feito com calma e paciência.

É preciso ir devagar, respeitando muito as crianças, os adolescentes, a idade em que estão e seus sentimentos. Não imponha nada. É melhor conversar, explicar, esperar e entender que aos poucos as pessoas se conhecerão melhor e aceitarão a nova família.

Cuidados dos pais

Quero alertar você, neste ponto, sobre os cuidados que é preciso ter com relação ao novo companheiro.

Primeiro: se você não tem convicção da solidez desse relacionamento, é melhor não apresentar o novo companheiro a seus filhos. Somente convém apresentá-lo à família quando tiver certeza de que a relação é séria, saudável e tem tudo para tornar-se duradoura. Na dúvida, espere um pouco mais. Não se precipite.

Segundo: é muito importante também verificar como o novo companheiro se comporta com relação a seus filhos e aos próprios filhos – se for o caso. Isso lhe dará base para avaliar as chances desse envolvimento perante sua família.

Terceiro: é de vital importância, sobretudo para a mulher que pensa trazer um novo companheiro para casa, certificar-se, com o máximo de informações, das boas intenções e do caráter dele antes de sujeitar sua família a esse convívio. Afinal, você vai expor o bem-estar de seus filhos ao contato com um quase estranho. Assim, é preciso ter cuidado, critério e a cabeça no lugar para avaliar objetivamente esse passo.

Tome sempre muito cuidado antes de "adotar" um novo companheiro porque isso pode criar um problema ainda maior que o da solidão que levou você a buscar companhia. Se a pessoa escolhida não for adequada, esse convívio poderá agravar muito a situação de seus filhos e também a sua. Depois, a necessidade de livrar sua vida e sua casa da presença inoportuna talvez se transforme em uma situação extremamente penosa.

Minha dica: procure deixar bem claro para seus filhos que foi o casamento que acabou e que eles continuam sendo filhos de ambos — tanto do pai quanto da mãe. Não sinta culpa por estar vivendo uma separação. A culpa não leva a nada. Pelo contrário, causa desencontros ainda maiores. Assuma a responsabilidade pela separação e tome em suas mãos o poder de ajudar seus filhos a superá-la.

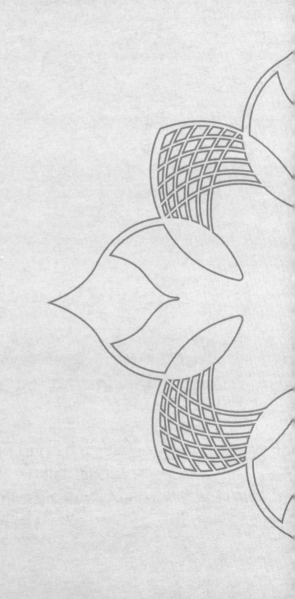

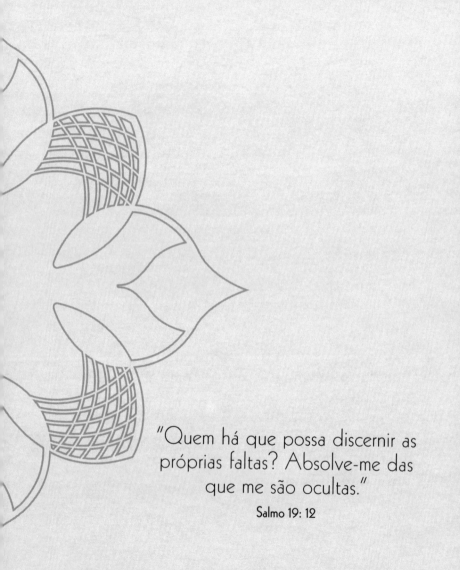

"Quem há que possa discernir as próprias faltas? Absolve-me das que me são ocultas."

Salmo 19: 12

5. A superação dos desafios

É fundamental que os pais entendam que seu comportamento vai moldar as atitudes e as reações dos filhos, além de provocar problemas ou favorecer soluções.

Erros que os pais podem cometer

A superação dos desafios inerentes à educação dos filhos exige também consciência clara dos erros mais comuns em que os pais incorrem após a separação. É preciso, com amor e boa vontade, evitá-los.

Muitos pais, sobretudo após o fim do casamento, costumam transferir aos filhos os próprios medos e a própria insegurança, gerando neles comportamentos inadequados que depois não toleram e passam a censurar. As crianças, com toda a razão, tornam-se insuportáveis, e os pais perdem o controle da situação.

Há, principalmente nas famílias que passaram pelo processo de separação, uma sobrecarga de responsabilidade sobre a mulher, e ela própria acaba por estimular os filhos a adotar comportamentos incorretos e inconvenientes. Isso torna as crianças medrosas em razão do medo demonstrado pela mãe, além de manhosas e mimadas devido à insegurança dela.

Em um caso que aconselhei, a mãe dormia no quarto das crianças. Tinha dois filhos, e ficavam todos na mesma cama. Quando eu disse que era preciso deixar as crianças dormir sozinhas e que ela deveria ficar no próprio quarto, a mãe entrou em crise e desandou a chorar.

Descobrimos, então, que apesar de dizer que os filhos lhe pediam para dormir com eles, na verdade era a própria mãe que não queria dormir sozinha. Depois que o marido foi embora, ela não conseguia lidar com a solidão e, na hora de dormir, refugiava-se na cama das crianças.

A tarefa de evitar a sobrecarga de responsabilidades sobre o genitor que detém a guarda dos filhos, bem como a transferência de seus medos e de sua insegurança às crianças, está intimamente ligada ao equilíbrio emocional dos ex-cônjuges. Esse deve ser o objetivo principal dos pais mesmo após a separação.

Esse equilíbrio será mais facilmente encontrado se o casal encarar o término do casamento como o início de outro tipo de relacionamento no qual a tônica é o cuidado com os filhos. Em outras palavras, ambos devem entender que ainda estão juntos no que diz respeito à educação e ao bem-estar dos filhos e assumir essa responsabilidade sem restrições.

Devido à própria natureza humana, porém, sabemos que os primeiros tempos após a separação são bastante difíceis, e nem sempre os pais conseguem entender-se nem colaborar um com o outro nas questões relativas aos filhos.

Assim, todos sofrem mais em razão disso e cometem erros bastante comuns. Mas lembre-se: embora esses erros fiquem mais evidentes entre pais separados, não é raro identificá-los também em muitos casais que permanecem juntos.

Pense nos casos apresentados a seguir, que ajudarão você a evitar, tanto quanto possível, esse caminho.

Pais inseguros na hora de tomar decisões

Em parte por não ter o cônjuge a seu lado para ajudá-los, em parte pela própria condição emocional abalada, é muito comum que pais separados se mostrem inseguros na hora de tomar decisões relativas aos filhos.

Isso acontece principalmente com a mulher, que se sente muito frágil sem o apoio do marido. Ela pode até desenvolver mecanismos que a fortaleçam e dizer que é bastante resistente, que trabalha para manter a casa e age com independência, mas no fundo sente falta de um companheiro para dividir as responsabilidades.

A verdade é que há decisões nada fáceis, sobretudo quando as crianças entram na pré-adolescência. Os assuntos relativos aos filhos costumam tornar-se mais complexos nessa fase, e a mulher sente receio de tomar decisões sozinha. É natural que sinta falta de alguém para consultar, com quem trocar idéias e tomar uma decisão comum, que pode até revelar-se errada, mas pelo menos foi dividida. Além disso, quando as coisas não dão certo, é sempre bom ter um companheiro para discutir a situação.

A insegurança dos pais com relação à educação dos filhos se acentua com a separação. Somente por intermédio do diálogo e do companheirismo do casal essa dificuldade será superada – em benefício dos filhos. Por isso, sempre que houver questões associadas à educação das crianças, é muito importante que os pais conversem e procurem tomar decisões em conjunto.

Pais autoritários

Muitos pais se tornam autoritários devido à insegurança por não ter mais o apoio do cônjuge na educação dos filhos. Os casos mais comuns, novamente, são de mães que mantêm a guarda das crianças e se sentem incapazes de cuidar delas sozinhas.

É a insegurança que as leva a mostrar-se autoritárias, tentando impor-se pela força e pelo grito: "Eu sou sua mãe e você tem de me obedecer!", "Seu pai não está por perto, por isso você tem de me ouvir". Essas e outras frases do tipo fazem parte da rotina.

Conheci um casal separado em que a mulher ficou com a guarda dos filhos e o pai raramente os visitava. Ela escolheu o autoritaris-

mo para lidar com as crianças. Berrava, ameaçava, enfim, queria mostrar que mandava na casa, mas não assumia verdadeiramente sua autoridade de mãe. Isso, é óbvio, não surtia efeito.

É preciso, antes de tudo, entender o sentido da palavra autoridade. Quando se fala nisso, a primeira idéia que se tem é de uma imposição dura, severa, muitas vezes até cruel. Mas, na realidade, o uso adequado da autoridade inspira respeito e segurança.

Embora a voz autoritária seja forte, isso não significa que deva ser estridente, como se o pai ou a mãe gritasse. Pelo contrário, precisa impor respeito sem causar medo, deve ser clara sem ser agressiva, impondo sempre uma condição, mas dando em troca subsídios para seu cumprimento. A autoridade é firme, porém carregada de muito amor.

Suponhamos que depois da separação haja um bom nível de diálogo entre os ex-cônjuges. Nesse caso, a autoridade sobre as crianças pode ser compartilhada, e a mulher terá menos tendência – ou necessidade – de se tornar autoritária.

Mesmo sem a ajuda do ex-marido, porém, a mãe não precisa ser autoritária. Não é necessário gritar nem se impor pela força.

Basta estabelecer regras e limites na casa, com amor, firmeza e determinação, para garantir a boa educação dos filhos. Nesse aspecto, volta a valer o peso de uma pequena palavra, bem curta, mas muito importante quando dita com legitimidade: "Não!".

Pais que se omitem por medo de errar

Muitos pais deixam de tomar certas atitudes por medo de errar na educação dos filhos, e esse, afinal, se torna seu maior erro.

É melhor errar do que omitir-se porque a omissão é a alternativa de não participar da educação dos filhos. Muitas vezes, o pai ou a mãe se omite esperando que o ex-cônjuge tome uma atitude que caberia a ambos. Quando nenhum dos dois toma essa atitude, a decisão fica para a criança, o que é muito pior.

Isso não acontece apenas com pais separados, mas com pais que moram juntos também.

Convivi com uma família, há pouco tempo, em que o pai trabalhava muito e passava pouco tempo com as crianças. Enquanto permanecia em casa, no entanto, não queria incomodar-se com a tarefa de corrigir os desvios de comportamento dos filhos. Deixava sua educação para a mãe, que ficava o dia todo com eles.

A mãe, por sua vez, esperava o marido para que ele, quando chegasse, corrigisse os desajustes das crianças.

Como nem um nem outro tomava uma atitude que fizesse valer sua autoridade na família, os filhos dominaram a situação e se tornaram cada vez mais voluntariosos e abusados. Faziam e desfaziam – na hora e da forma que quisessem.

A solução de uma situação desse tipo tem início, como sempre, pela conscientização dos pais de sua responsabilidade sobre os filhos. Em seguida, é preciso traçar regras e limites para todos. Finalmente, é vital que os pais se preparem para exercer sua legítima autoridade na vida doméstica.

Em todos os lares, de casais separados ou não, em que os pais deixam de agir por medo de errar, os filhos sofrem com a ausência de autoridade. Não há diálogo, e os pais simplesmente não assumem a responsabilidade pelo que acontece com as crianças.

É importante entender que os pais precisam agir sempre e tomar a iniciativa da educação dos filhos. A omissão, seja qual for o motivo, representa a entrega ao acaso, à própria sorte, do futuro das crianças.

Pais que compensam a ausência com presentes

A tentativa dos pais de compensar com presentes a própria ausência na vida dos filhos tem o mesmo efeito de tentar tapar o sol com a peneira. Nada substitui uma palavra, um gesto de carinho, um olhar amigo, um abraço caloroso.

Essas atitudes de compensação dos pais ocorrem, na verdade, porque eles não sabem expressar o que sentem, não conseguem expor suas emoções mais íntimas. Assim, compram presentes para os filhos com a intenção de preencher as lacunas de seu relacionamento com eles porque, devido a dificuldades pessoais, não sabem supri-las.

Na maioria das vezes, é exatamente pela culpa de não cumprir uma função afetiva importante na vida dos filhos que os pais tendem a agradá-los com objetos de valor material para compensá-los.

Essa situação não é específica de casamentos desfeitos, muito embora a separação, de modo geral, acentue esse tipo de comportamento dos ex-cônjuges.

Em uma família que acompanhei, composta de um casal e três filhos, fiquei impressionada ao ver como o hábito da compensação estava estabelecido de modo tão arraigado. Pais e filhos se manipulavam mutuamente por meio desse artifício.

Os pais pediram minha orientação, e juntos reorganizamos a vida em família, traçamos regras e rotinas, determinamos limites e estudamos as mais variadas possibilidades. Estabelecemos então um novo estilo de comportamento dos pais com relação aos filhos, com muito mais interação e participação dos adultos. Em conseqüência, o dia-a-dia dessa família tornou-se bem mais tranqüilo.

Costumo sugerir aos pais que se comprometam a recompensar as crianças desde que elas cumpram determinadas metas combinadas antecipadamente. Mas essas recompensas não precisam ser compradas, podem tomar a forma de atividades diferentes que envolvam toda a família, brincadeiras, passeios e outras coisas do gênero, sempre ligadas a um merecimento ou a uma conquista dos filhos, e não praticadas como simples compensação pela ausência dos pais.

É importante saber que prêmios, recompensas e presentes não devem ser substitutos de coisa alguma, e sim representar o reconhecimento de que as crianças fizeram alguma coisa boa e correta. Se isso ficar bem claro para todos, as coisas mudarão, e os relacionamentos em família vão melhorar significativamente. As crianças, por sua vez, receberão referenciais mais saudáveis para sua formação.

Pais que não conseguem impor limites aos filhos

Por entender que a atitude de restringir a ação dos filhos é uma espécie de punição ou redução da liberdade, muitos pais – em especial os separados – têm grande dificuldade de impor limites aos filhos.

Embora pareça negativa, a idéia de limitação, na realidade, anda de mãos dadas com o conceito de amor. Ninguém duvida de que os pais têm amor pelos filhos – e é exatamente por amar suas crianças que eles devem impor limites a elas.

Por amor a seus filhos, você deve ensinar-lhes a importância dos limites. Por isso, é essencial estabelecer regras coerentes em sua casa – e na casa de seu ex-cônjuge, de comum acordo com ele, caso estejam separados.

Com regras claras, os limites podem ser mais prontamente obedecidos e cobrados, e a tarefa de educar os filhos, proporcionando-lhes um ambiente mais propício ao desenvolvimento sadio, se torna mais fácil para todos.

Pense bem: a vida está cheia de limites. Se você educar seu filho sem lhe impor limites em casa, vai prepará-lo para um mundo irreal, para uma sociedade fictícia. No momento em que sair de casa, essa criança vai deparar com os limites existentes no mundo externo: na escola, na casa dos amigos, na via pública, em toda parte.

Se não impuser limites a seus filhos nem os ensinar a respeitá-los, você na verdade vai causar sérias restrições à educação deles, pois reduzirá muito todas as suas chances de adaptar-se ao mundo em que vivem. E isso, com certeza, lhes negará a oportunidade de ser mais felizes.

Como evitar esses erros?

Os casais separados costumam cometer erros com relação à orientação, ao acompanhamento e à educação dos filhos.

Como evitar esses erros e garantir uma formação saudável e feliz às crianças mesmo após a separação? Essa é uma das principais dúvidas dos casais que chegam à conclusão de que é melhor cada um seguir o próprio caminho.

A primeira coisa importante a fazer durante um processo de separação é conduzi-lo da maneira mais responsável e consciente possível. Quando o casal resolve bem essa situação, os filhos são os maiores beneficiados – muitas vezes até amadurecem para uma realidade bem melhor do que o clima de desavenças e desentendimentos existente na família quando os pais ainda eram casados.

Filhos de pais separados podem perfeitamente adaptar-se, de modo sadio, à nova situação da família e viver muito felizes. Isso depende das circunstâncias, mas depende também da maturidade, da postura e da autoridade dos pais, assim como dos limites estabelecidos e cobrados dos filhos. É possível superar a insegurança para não criar filhos manhosos nem medrosos. É possível, da mesma forma, contornar todas as dificuldades, mas a iniciativa deve partir, mais uma vez, dos pais.

Torna-se necessário aplicar os valores familiares básicos, mesmo após a separação, com responsabilidade e autoridade, educando os filhos para ser independentes e tratando-os como pessoas que merecem respeito – sem, contudo, desconsiderar seus sentimentos.

Durante o transe da separação, os pais devem deixar de lado a preocupação consigo mesmos e com as próprias dores para cuidar prioritariamente das dificuldades e do sofrimento dos filhos. Isso decerto não é fácil porque quase sempre as separações são causadas por boas doses de egoísmo – cada cônjuge só pensa em si mesmo e esquece a dor do outro e a dos filhos. Mas esse cuidado altruísta é o mínimo necessário para que as crianças tenham condições de superar adequadamente a separação dos pais.

É bom lembrar, todavia, que esses cuidados levam tempo para surtir efeito. Não basta conversar uma única vez com as crianças para que tudo se resolva. Trata-se de um processo muito difícil, porém essencial, que exige paciência e dedicação.

O embrião das pessoas que seus filhos podem tornar-se amanhã, como adultos, está na educação que recebem hoje dos pais. Por isso, é muito importante ter em mente uma verdade: os pais são para sempre. O casamento acabou, mas os filhos serão sempre seus. E precisam de você – agora mais do que nunca.

Pais e mães cometem erros com relação aos filhos – antes, durante e após o processo de separação. Mas errar é humano, e todos estamos sujeitos a isso. O que realmente conta, no final, é a boa vontade de acertar, de lutar e buscar condições de dar o melhor aos filhos, por mais abalados que os pais estejam com a própria condição emocional.

Quando há acordo entre os ex-cônjuges com relação à educação e ao bem-estar dos filhos, as dificuldades são superadas em conjunto – mesmo que as ações individuais dos pais ocorram isoladamente devido ao fato de não viverem mais como casal. Os filhos são, assim, poupados de muito sofrimento.

Como conquistar a aliança do ex-cônjuge na educação dos filhos?

A criação bem-sucedida de filhos felizes quando o casal está separado pede principalmente uma aliança entre os ex-cônjuges.

Uma criança que cresce entre conflitos de opinião dos pais acostuma-se a ter dois tipos de atitude e duas maneiras diferentes de pensar sobre a mesma coisa – quando está com o pai, age de acordo com ele espera, mas, quando está com a mãe, age de acordo com as crenças dela. Isso ocorre porque a criança quer agradar aos dois, mas tal situação pode causar muitos prejuízos à formação de sua personalidade.

Nos casos de separação, os filhos precisam ser preservados e os pais devem cuidar disso. É necessário entrar em acordo pelo bem-estar das crianças. Mas como conseguir uma aliança se a separação já foi conseqüência de desacordos anteriores?

Convém reforçar, nesta altura, alguns pontos fundamentais que podem servir de referência para facilitar a união dos ex-cônjuges em torno de um objetivo comum mais do que justo: a felicidade dos filhos.

Talvez você consiga aplicar essas idéias a seu caso, e isso será excelente. Mas, se as dificuldades não lhe permitirem chegar a tanto, saiba que qualquer movimento nessa direção fará grande diferença nos cuidados com seus filhos.

Pontos em que os pais devem concentrar-se para se aliar nos cuidados com os filhos

- A primeira coisa a fazer é libertar-se do sentimento de culpa pela dor que a separação provocou nos filhos. A culpa só faz afastar pais e filhos, assim como os ex-cônjuges. Pense que você tem responsabilidades para com eles.

- É preciso tomar consciência de que os pais são os responsáveis pelo bem-estar físico e emocional dos filhos – a despeito da separação.
- Entenda que o ideal é que tanto o pai quanto a mãe possam falar com os filhos e ouvi-los livremente.
- Cultive no coração o desejo de uma aliança com o ex-cônjuge para beneficiar seus filhos – mesmo que essa aliança exija grande esforço pessoal.
- Acredite que é possível separar-se e estabelecer uma amizade com o ex-cônjuge. Perceba que, embora difícil no início do processo, isso é necessário pelo bem das crianças.
- Tenha o bom senso de entender que, se pai e mãe se unirem no empenho de educar bem os filhos, a carga ficará menor para ambos e os resultados serão sempre melhores.
- Entenda e aceite o fato de que pais separados precisam fazer acordos sobre a maneira de educar os filhos, sobre a transmissão de valores, sobre punições e recompensas e sobre a participação de ambos no dia-a-dia deles.
- Esteja sempre atento à necessidade de impor limites aos filhos e perceba que isso se torna mais fácil quando existe acordo entre o ex-cônjuge.

• A concordância com o ex-cônjuge com respeito a horários, rotinas, vida escolar e disciplina dos filhos é fundamental. Além do benefício para as crianças, que não ficam expostas aos transtornos causados pelos desentendimentos dos pais, as responsabilidades também são divididas, o que traz tranqüilidade para todos.

• É necessário, sobretudo, amar os filhos independentemente da situação em que se encontre o relacionamento do casal. Tenha consciência de que, além do senso de dever para com os filhos, é preciso deixar falar mais alto o amor que une a família.

O que os pais devem evitar a qualquer custo

• Tentar banir totalmente a figura do ex-cônjuge da vida dos filhos.

• Falar mal um do outro diante dos filhos.

• Alimentar sentimentos de insegurança e ciúme ao saber que os filhos gostaram do novo namorado da mãe ou da nova namorada do pai.

• Usar os filhos como mercadoria de troca para chantagear o ex-cônjuge com o objetivo de fazer valer a própria vontade.

• Alimentar o espírito de competição pelo amor dos filhos.

• Usar os filhos como espiões para saber da vida do outro.

- Fazer uso dos filhos como mensageiros para levar e trazer reclamações.
- Criar e manter um clima conflitante e mutuamente desrespeitoso entre os ex-cônjuges.
- Discutir ou brigar na frente das crianças.

Em resumo, para evitar a insegurança e a frustração dos filhos, é preciso boa vontade e empenho de ambos os pais na formação de uma aliança. Desse modo, será possível tornar a vida deles mais tranqüila e promissora. Para obter os melhores resultados nos cuidados com os filhos, é necessário haver compromisso, respeito e confiança.

Os filhos terão mais oportunidades de aprender a lidar melhor com a separação dos pais se perceberem que ambos estão felizes e continuam presentes em sua vida.

A aliança do casal, mesmo após a separação, é uma prova de amor e respeito aos filhos. A divisão de responsabilidades promovida pelo acordo dos ex-cônjuges em torno dos interesses das crianças proporciona a todos muito mais tempo de convívio de boa qualidade, além de favorecer uma vida mais tranqüila e satisfatória para a família.

Minha dica: se você não pode contar com seu ex-cônjuge para decidir sobre questões que envolvem o bem-estar das crianças, assuma seu papel e seja responsável por elas. Isso afastará automaticamente qualquer eventual insegurança. Erre, se for o caso, mas não se omita. A omissão por medo de errar poderá ser muito pior do que qualquer erro que venha a cometer quando você agir com amor no coração.

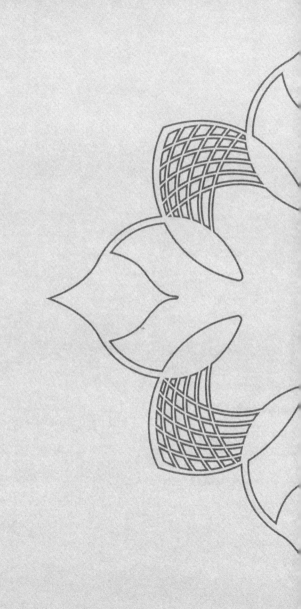

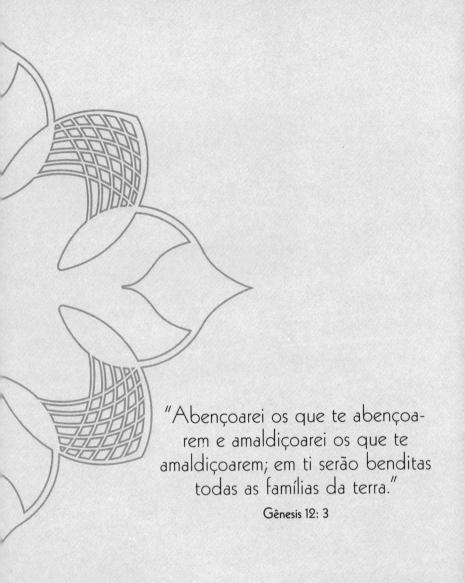

"Abençoarei os que te abençoarem e amaldiçoarei os que te amaldiçoarem; em ti serão benditas todas as famílias da terra."

Gênesis 12: 3

6. Pense nisto

É óbvio que a separação questiona todas as convicções da pessoa.

Ninguém se casa pensando em divórcio – do contrário, não daria esse passo e, sobretudo, não teria filhos. Mesmo que muitos o neguem, a velha frase "até que a morte os separe" ainda exerce sua força quando dois namorados resolvem começar uma vida matrimonial.

Assim, quando a separação se impõe, o chão treme e se abre sob os pés do casal. Torna-se muito difícil saber o que está errado e o que ainda continua certo no modo de pensar dos ex-companheiros.

Por isso, quero registrar aqui, com muita clareza, algumas verdades que continuam válidas mesmo quando uma união se acaba. Acredito que elas podem ajudar as pessoas a manter seus parâmetros, embora tudo o que se relaciona ao casamento esteja sendo questionado.

Os pais são para sempre

Vão-se os anéis, mas ficam os dedos. Acaba o casamento, mas permanecem os pais e também os filhos. O pai sempre será o pai, a mãe sempre será a mãe – e os filhos sempre serão responsabilidade do casal, com ou sem separação.

Algumas definições da palavra pai são "homem que deu ser a outro, benfeitor e protetor". A palavra mãe tem acepções como "fonte da vida, origem e berço da criança". Por esses conceitos, portanto, já é possível perceber que o papel do pai e da mãe não acaba com o fim do casamento. Ambos deram origem aos filhos, que não pediram para nascer, e são responsáveis pelo bem-estar deles. E isso independe da separação do casal.

Cabe aos pais manter-se cientes das necessidades dos filhos mesmo que eles próprios sofram com a separação. É importante desvincular a idéia de término do casamento do conceito de fim do relacionamento familiar. Pai e filhos, assim como mãe e filhos, sempre farão parte da mesma família, e a responsabilidade sobre as crianças continua.

Leonardo é descasado e tem dois filhos. Sua separação não foi das mais tranquilas, e ainda há muito desentendimento entre ele e a ex-esposa. Em seu caso particular, é difícil buscar a harmonia do casal ou mesmo tentar passar aos filhos a idéia de que tudo está bem entre ele e a mãe. Isso soaria totalmente falso para as crianças.

"É importante, em meu modo de entender, explicar muito bem às crianças os motivos que nos levaram à separação e deixar bastante claro que elas continuam a ter pai e mãe. É preciso mostrar aos filhos que apenas o casamento acabou, mas eles ainda têm uma família", afirma Leonardo.

"Mesmo que o homem não consiga entender-se bem com a ex-mulher, ou vice-versa, o mais importante é o respeito mútuo para evitar que diferenças e desentendimentos dos pais tenham conseqüências negativas sobre a educação dos filhos", complementa.

É claro que um casal que consegue manter a amizade e a cooperação, mesmo após o fim do casamento, vai contribuir de maneira muito positiva com o desenvolvimento da personalidade dos filhos e com a felicidade deles – apesar de tudo.

Sabemos, porém, que isso se torna muito difícil na maioria dos casos e é preciso, assim, ter em mente o fato de que não se pode abrir mão da responsabilidade sobre o presente e o futuro das crianças. Esse é o principal papel dos pais na vida dos filhos – e não acaba nunca. O casamento terminou, mas os pais são para sempre.

Pai e mãe são sagrados

"Meu pai é um herói e minha mãe é a melhor do mundo. Nada vai mudar isso, não importa o que digam em contrário!"

Em outras palavras: pai e mãe são sagrados aos olhos de toda criança. Eles são as pessoas mais importantes de sua vida e os melhores do mundo na visão infantil.

Quando a separação ocorre, esse conceito não deve mudar na mente dos filhos, até mesmo para preservá-los dos efeitos negativos da situação. Mas o que acontece na cabeça deles quando a própria mãe passa a falar mal do pai ou vice-versa?

Já é muito difícil, naturalmente, evitar que a criança, em determinado momento, tome o partido da mãe ou do pai. Isso em geral ocorre devido à própria confusão que se estabelece em sua mente nessa ocasião tão difícil da vida. Mas a atitude de induzi-la a tomar o partido da mãe ou do pai agrava muito a situação.

"O que você prefere: ficar com o papai ou com a mamãe? Você gosta mais do papai ou da mamãe?"

Quando os pais fazem esse tipo de pergunta aos filhos criam na cabeça deles a obrigação de escolher entre um e outro, como se já não fosse possível a opção de manter o relacionamento com ambos. Isso reforça o sentimento de abandono e de perda que os filhos experimentam com a separação dos pais.

A situação de desagregação da família, por si só, abala muito as emoções dos filhos, mas os maiores problemas aparecem quando se estabelece um clima de guerra e competição entre os ex-cônjuges pela atenção e preferência dos filhos.

Como em geral é a mulher quem fica com as crianças, a relação delas com o pai dependerá muito das atitudes da mãe. Quando a mulher crucifica o ex-marido diante dos filhos, denegrindo sua imagem, o equilíbrio psicológico deles acaba comprometido.

Conheci um casal que se separou quando o filho tinha 4 anos de idade. A partir daí, a mãe transformou o menino em sua "galinha dos ovos de ouro": passou a usá-lo como arma para extrair do ex-marido todo o dinheiro possível.

Para isso, logicamente, precisou fazer o filho acreditar que ela, a mãe, era a figura mais importante de sua vida e o pai, por sua vez, era a pior pessoa do mundo e não o amava, pois o havia abandonado e não dava dinheiro para seu sustento. Essas eram algumas das idéias distorcidas que a criança ouvia.

Na verdade, a mãe não permitia a aproximação do pai e usava o dinheiro arrancado dele em proveito próprio, como na reforma da casa, na compra de carros e em viagens, entre outras coisas.

Hoje com 19 anos de idade, o filho ainda não conquistou autonomia na vida e já perdeu incríveis oportunidades profissionais, até mesmo de morar na Europa, tudo porque não consegue ficar longe da mãe. Como se não bastasse, recebe dela uma carga enorme de cobranças e acusações de ser um incapaz.

Quando não há respeito entre os pais, tampouco existe base saudável de estruturação das emoções nem do desenvolvimento da personalidade dos filhos.

Se o casal, por outro lado, se unir em nome das crianças, mesmo discordando em outros aspectos, o sentimento de pertencer a uma família de verdade será preservado nelas, que poderão atravessar esse período de turbulência de modo mais natural e menos doloroso.

Outro casal que conheci, entretanto, é um ótimo exemplo de comprometimento com o bem-estar dos filhos. Marta e Eduardo são bastante conscientes da importância do papel que desempenham na vida de suas crianças.

Embora estejam separados há vários anos e discordem com relação a muitos assuntos, quando se trata dos filhos, Marta e Eduardo sabem deixar as mágoas pessoais de lado e unir-se para cuidar de tudo. Eles têm plena consciência de que sua história frustrada como casal não deve interferir no amor e no respeito que os filhos sentem por ambos. E nunca, haja o que houver, as crianças ouvem os pais falarem mal um do outro.

Não alimente ressentimentos, mágoas nem brigas entre os filhos e o pai ou a mãe. Nunca critique nem fale mal de seu ex-cônjuge e evite defender opiniões contrárias às dele na presença dos filhos e até mesmo de outras pessoas. Mais do que atitudes decentes e dignas, essas são posturas que protegem as crianças do veneno de uma separação mal resolvida.

É importante que você, quando estiver com seus filhos, evite desvalorizar o ex-parceiro e mantenha sempre uma atitude de respeito para com ele. Esse exemplo ajudará as crianças a desenvolver sua personalidade de modo mais equilibrado e tranquilo. Afinal, você está falando do pai (ou da mãe) delas.

A sinceridade diante dos filhos, com o objetivo de permitir que se sintam livres para manifestar seu apreço e seu amor pelo pai e pela mãe de modo natural e livre de culpa, sem dúvida aliviará o sofrimento deles e lhes dará a base necessária para construir um futuro mais feliz e equilibrado.

A importância da família

Apesar da separação, você pode ajudar seus filhos a manter a confiança no referencial da família, acreditando que sempre é possível construir um lar feliz.

Uma das grandes dificuldades dos filhos de pais separados se manifesta com maior força no momento de formar a própria família.

Qual será, nesse caso, seu referencial? Pais separados, lar dividido, talvez irmãos que moram com o pai, enquanto eles próprios moram com a mãe, quem sabe até irmãos que vivem com tios e avós. E quanto aos novos companheiros do pai e da mãe? Como encaixar, dentro da família, essas pessoas a quem chamam de "o namorado de minha mãe" ou "a namorada de meu pai"?

A família é elemento fundamental na estrutura psicológica do ser humano. Sem um referencial familiar positivo, torna-se muito difícil para a criança desenvolver adequada e satisfatoriamente as condições necessárias para formar e manter relacionamentos afetivos profundos e duradouros.

Apesar da ausência do pai ou da mãe em casa, é imprescindível conservar os valores de família, evitando que sejam esquecidos. A separação do casal não pode parecer, aos olhos das crianças, uma regra comum. Pelo contrário, deve ser vista como exceção.

Você deve passar a seus filhos a convicção de que, embora o casamento tenha acabado, a idéia de família permanece. Expliquelhes que novas famílias se formarão e eles vão participar, sim, desses outros núcleos familiares. É essencial evitar que a separação dos pais cause nos filhos a descrença na importância da família.

Ajude seus filhos a perceber e a assimilar, por intermédio do convívio amistoso e natural com os parentes, o conceito autêntico de família – mesmo que essa estrutura já não esteja completa na casa em que eles vivem com a mãe ou com o pai. Ajude-os também a compreender que nem todas as famílias são iguais.

É fundamental para os filhos a percepção de que, embora diferente, sua família continua sendo uma família, e eles não deixaram de ter pai, mãe, tios, tias e avós que os amam.

Lembre-se sempre de que seus filhos levarão algum tempo para entender que a separação do casal não significa a perda dos pais. É difícil para eles separar a idéia de casamento do conceito de pai e mãe.

Na mente infantil, todos esses aspectos constituem uma coisa só. Assim, quando um deles acaba, as crianças imaginam que isso significa o término dos demais. Em outras palavras, se não há mais casamento, elas também não terão mais o pai nem a mãe. Diante disso, só você pode ajudá-las a ajustar o próprio referencial de família.

Leonardo admite que logo após a separação, devido às dificuldades do casal durante o período, não tomou atitudes que ajudassem seus filhos a entender que ainda tinham uma família no momento em que a consciência disso era muito importante. "Acredito ser essencial evitar que o referencial de família fique esquecido. Apesar disso, com minhas atitudes, acabei passando a meus filhos um mau exemplo com a tentativa de defender uma posição contrária ao casamento", afirma.

É preciso, de fato, ter muita consciência e grande compromisso com o bem-estar dos filhos para não se deixar levar pela própria dor e negligenciar os cuidados com eles.

A importância da família jamais deve ser esquecida nem subestimada pelos filhos. O fracasso do casamento dos pais não pode tornar-se um fator determinante na expectativa negativa que venham a ter do próprio relacionamento conjugal.

Procure sempre agir com calma e bom senso para aliviar a angústia, os medos e o sentimento de abandono de seus filhos. Você e seu ex-cônjuge são as únicas pessoas que podem dar a eles a certeza de que são amados e, com o pai e a mãe, ainda fazem parte de uma família, embora as relações do casal estejam mudadas.

É muito importante a consciência de que o bom relacionamento dos pais, após a separação, pode evitar que seqüelas profundas marquem os filhos pelo resto da vida.

Os ex-cônjuges não precisam ser necessariamente amigos se isso for difícil devido às condições em que a separação ocorreu, mas devem manter atitudes de respeito mútuo e coerência, sobretudo na presença dos filhos, além de participar juntos, da maneira mais saudável possível, da educação e da disciplina deles.

O pai e a mãe são perfeitamente capazes de chegar a acordos de cooperação para ajudar os filhos a manter os valores da família. Podem ainda entender-se com relação a regras, rotinas e limites a ser respeitados pelos filhos, à aplicação dessas regras e desses limites na educação deles e à melhor maneira de cobrá-los.

Dessa maneira, quando os pais estão sempre presentes na vida das crianças, embora não vivam mais juntos, preservam na mente delas a consciência e a importância de fazer parte de uma família.

Não se deixe manipular

A separação não deve justificar a perda do controle sobre os filhos.

A educação deles ainda precisa de regras, do cumprimento de rotinas e principalmente de limites. Os pais não podem deixar-se manipular pelos filhos com jogos emocionais.

"Mas coitadinho do meu filho. O pai já foi embora e eu ainda vou privá-lo das coisas de que ele mais gosta?"

É preciso compreender que, ao estabelecer limites para seus filhos, você não vai puni-los, e sim dar a eles a oportunidade de crescer sadios apesar da separação dos pais.

Devido a dificuldades familiares de ordem prática e ao abalo emocional típico dessa situação, durante os períodos críticos os pais tendem a ficar mais frios e descuidados, muitas vezes até incoerentes, com os filhos. Em conseqüência disso, deixam de impor limites ao comportamento deles, preferindo, muitas vezes, apenas "castigá-los" quando se excedem em vez de acompanhar seu desenvolvimento mais de perto e ensiná-los com amor e firmeza.

Com muita freqüência também, os filhos aproveitam a condição de fragilidade dos pais, sensibilizados pela separação, para manipulá-los e conseguir regalias excessivas. Muitos chegam até a exigir, por exemplo, brinquedos caríssimos e permissões que normalmente seriam negadas – como dormir mais tarde, usar a internet sem restrições, abusar dos *videogames* e diminuir o horário de estudar e desorganzar o de comer.

O medo de falhar na educação das crianças, em decorrência sobretudo da ausência do ex-cônjuge, a competição desenfreada pela preferência delas e a tentativa de compensá-las pela desarmonia da família são alguns dos fatores que levam os pais a se deixar manipular.

Nessas condições, a criança aprende a comportar-se de várias maneiras, conforme as circunstâncias e o desejo que queira satisfazer. Mudando seu modo de agir para controlar os pais em cada situação, ela corre o risco de desenvolver um comportamento inadequado, com tendências a manipular todos os que a cercam.

A educação dos filhos quando o casal está separado é similar à educação deles quando os pais vivem juntos. A essência do processo não muda, apenas as condições se tornam especiais. A criança precisa de limites em qualquer situação. Para desenvolver-se bem, deve conhecer esses limites e aprender a respeitá-los. É assim que se consolidam, de modo saudável, suas características de personalidade.

Leonardo nos conta que, após a separação, os filhos foram morar com ele devido à falta de condições da ex-esposa na época: "Tive de me virar sozinho e, na dúvida, eu dava tudo o que eles pediam. Fui manipulado, permiti mais do que devia e cometi alguns exageros porque a culpa que sentia me forçava a compensá-los tentando agradá-los sempre".

Ele continua: "Após algum tempo, cheguei à conclusão de que estava fazendo uma grande bobagem e mudei de atitude – demonstrei muito amor, abri muitos diálogos e impus limites bem definidos em tudo o que era importante. Percebi então que essas três palavrinhas – amor, diálogo e limites – são mágicas para formar pessoas de caráter, seguras e inteiras".

Quando os pais vivem juntos, um deles geralmente tende a dar um pouco mais de liberdade de ação aos filhos, enquanto o outro tenta controlá-los. A boa formação educacional das crianças se baseia exatamente nisso, na combinação adequada das palavras "sim" e "não".

Quando o casal se separa, a maneira de obter a melhor formação dos filhos não deve mudar só porque os pais não moram mais na mesma casa.

É preciso entender que a demonstração de amor pelos filhos é essencial em todas as situações e se torna imprescindível nos casos de separação. Os limites, porém, não podem ser deixados de lado, mas devem ser impostos em quaisquer condições. Afinal, o estabelecimento de limites relativos ao comportamento dos filhos é uma das formas mais responsáveis de demonstrar amor por eles.

Limites são excelentes para as crianças, especialmente durante períodos difíceis, em que surgem muitas dúvidas e inseguranças.

Quando a criança não tem limites em casa, muito provavelmente não suportará os limites impostos pela vida no futuro. O sofrimento, nesse caso, será maior. Lembre-se: limites são bênçãos, e não castigos impostos aos filhos.

Converse sempre com seus filhos

Quando o casal opta pela separação, deve ter em mente, agora mais do que nunca, a necessidade de conversar muito com os filhos. Essa é a melhor forma de protegê-los dos efeitos catastróficos que o novo contexto familiar, se mal administrado ou mal resolvido, poderá ter sobre a formação deles.

Muitas vezes os pais preferem deixar de comunicar sua decisão aos filhos por medo de magoá-los, assustá-los ou até por acreditar que não entenderão o fato. Mas a criança percebe as mudanças ocorridas no relacionamento dos pais, assim como a angústia e o medo presentes no ambiente, e fica confusa porque não sabe o que está acontecendo. Isso causa inseguranças maiores, que fatalmente afetarão seu comportamento.

Nas conversas com os filhos, os pais devem encorajá-los a expressar seus sentimentos, com amor, compreensão e atenção, de modo que lidem adequadamente com eles. Devem também tranqüilizá-los, reforçando a idéia de que a separação vale para o casal, e não para os filhos. É preciso reafirmar que ambos continuarão a ser seus pais e a dar-lhes amor, carinho e proteção mesmo que não morem mais todos juntos.

Os pais são responsáveis pelo bem-estar físico e emocional dos filhos sejam quais forem as condições de relacionamento do casal. Quanto mais consciência tiverem disso, mais chances darão às crianças de se tornar adultos equilibrados e aptos a cuidar de si mesmos, de suas relações afetivas e dos próprios filhos quando os tiverem.

Embora nos momentos críticos da separação talvez seja difícil, é preciso lembrar que as conversas sobre esse assunto são essenciais para os filhos. A consciência de sua maneira de ver a situação e a ajuda necessária para superá-la são o modo mais eficaz de garantir que sofram menos e continuem a acreditar em vínculos afetivos saudáveis e felizes.

Minha dica: mantenha-se sempre consciente das necessidades das crianças apesar de suas dificuldades pessoais com a separação. Procure agir de modo que elas continuem a sentir-se parte de uma família mesmo que seu ex-cônjuge não more mais com vocês. Além disso, o respeito mútuo deve ser prioridade em todos os contatos entre os ex-cônjuges. Essa atitude tornará muito mais simples a tarefa de cuidar da educação dos filhos.

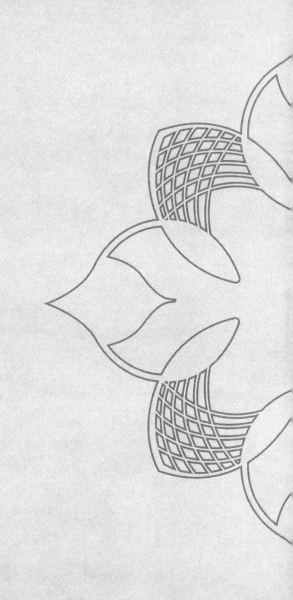

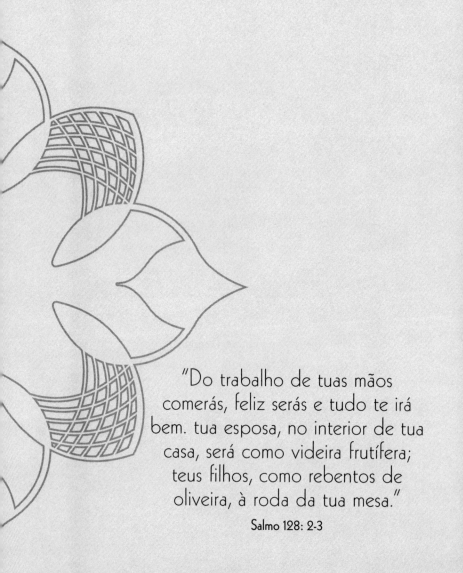

"Do trabalho de tuas mãos comerás, feliz serás e tudo te irá bem. tua esposa, no interior de tua casa, será como videira frutífera; teus filhos, como rebentos de oliveira, à roda da tua mesa."

Salmo 128: 2-3

7. Podemos, sim, educar filhos felizes

O tema da separação já foi quase um tabu. Hoje é bem mais comum e bastante normal a atitude de considerar a separação a melhor solução quando o casamento fracassa.

Mesmo assim, a tarefa de lidar com a separação não deixa de ser difícil. Quando nossos sonhos são frustrados, nossos planos são desfeitos e o rumo de nossa vida é alterado, resta-nos apenas a sensação de que falhamos.

Embora possamos superá-la, a separação suscita inúmeras dificuldades com as quais temos de lidar exatamente no momento em que o coração ainda está ferido, carregado de emoções contraditórias.

Mas nosso objetivo agora não é falar de separação, e sim ajudar você a cuidar de seus filhos após, ou durante, a separação – enquanto talvez ainda sinta a amargura dessa tão conhecida sensação de impotência diante da vida.

Um casamento desfeito mexe realmente com a gente, sobretudo quando existem filhos. É nesse ponto que deparamos com uma pergunta: "Já que a separação foi inevitável, como vou cuidar de meus filhos agora?".

Quero lhe dizer que não há motivo para desespero. A situação é bastante delicada, mas com boa vontade e determinação você vai superá-la.

O passo essencial para a preservação da felicidade de seus filhos está contido neste conselho: eles devem vir sempre em primeiro lugar e ser tratados com muito amor, carinho, compreensão e respeito.

Acredite: podemos criar filhos felizes mesmo cercados de todas as dificuldades e incertezas resultantes da separação.

O segredo disso é olhar para fora de seu íntimo, para o outro, e enxergar seus filhos. É preciso perceber que eles estão ali, à sua procura, dependentes, apenas esperando que você os afague e diga: "Não se preocupem, está tudo bem. Eu vou cuidar de vocês!".

Seus filhos acreditam em você e esperam que lhes diga o que fazer e como se comportar. Por essa razão, você tem o poder de levá-los a pensar, sentir e agir de modo que os conduza para uma vida feliz. Isso é possível exatamente porque você pode orientá-los e eles esperam que o faça.

O caminho por onde vai levá-los passa pela colaboração do ex-cônjuge. A melhor de todas as opções é evitar que a separação transforme vocês em dois inimigos. É essencial compreender que a união em torno dos filhos, apesar de todas as dificuldades e discordâncias, será o melhor presente que poderão oferecer a eles.

Mas, se essa colaboração ainda não for possível, não desista, vá em frente. Tudo tem seu tempo. Por enquanto, assuma o compromisso solitário de cuidar de seus filhos e de lhes dar a chance de se tornar pessoas sadias apesar das dificuldades da separação.

Quando você age de maneira consciente e amorosa com suas crianças, o que hoje parece um obstáculo poderá tornar-se, amanhã, a base de formação de adultos conscientes, felizes e determinados. Essa será a melhor herança que poderá deixar a seus filhos.

Com carinho,
Cris Poli

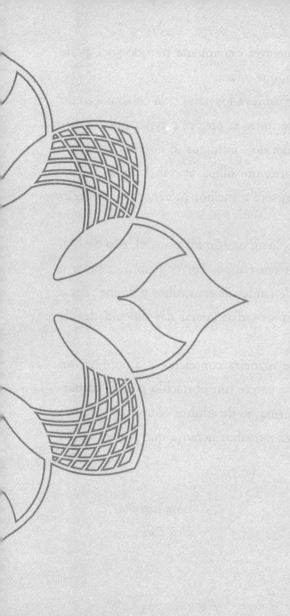

Fale com a Cris

Se você tiver alguma pergunta a fazer para Cris Poli, alguma experiência sobre pais e filhos que gostaria de compartilhar com ela ou se quiser registrar algum comentário sobre o que leu neste livro, envie um *e-mail* para <crispoli@sbt.com.br>.

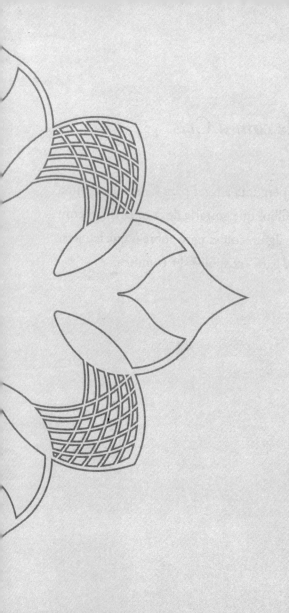

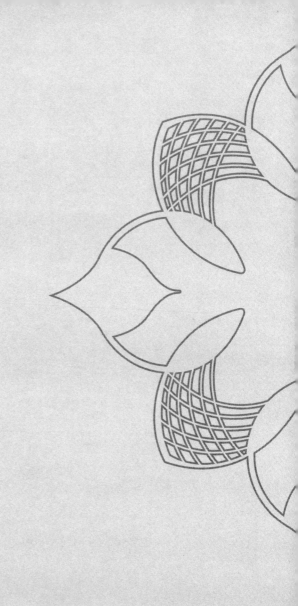

Este livro foi impresso pela Sermograf
em papel *offset* 75g.